Für Laura

W0058952

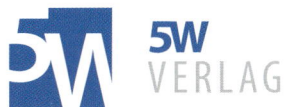

Fit mit Baby

Workout mit dem Kinderwagen

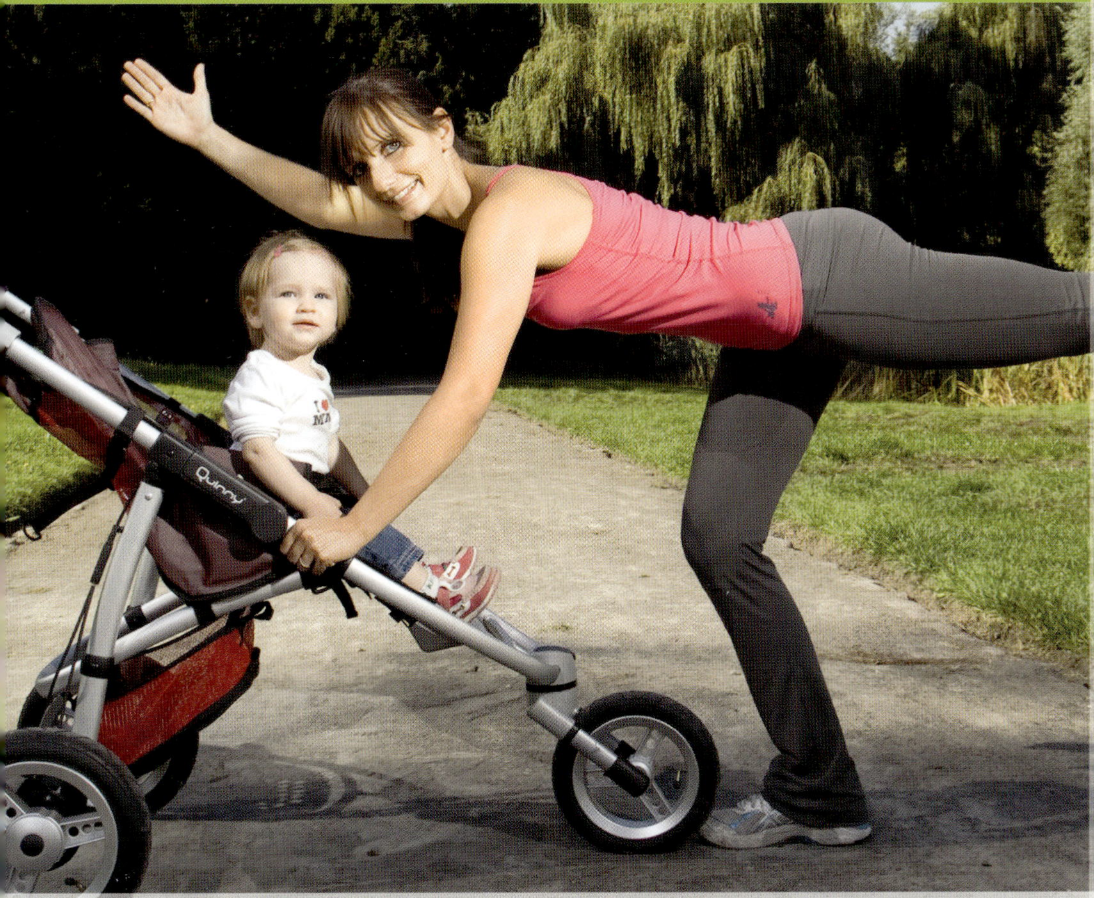

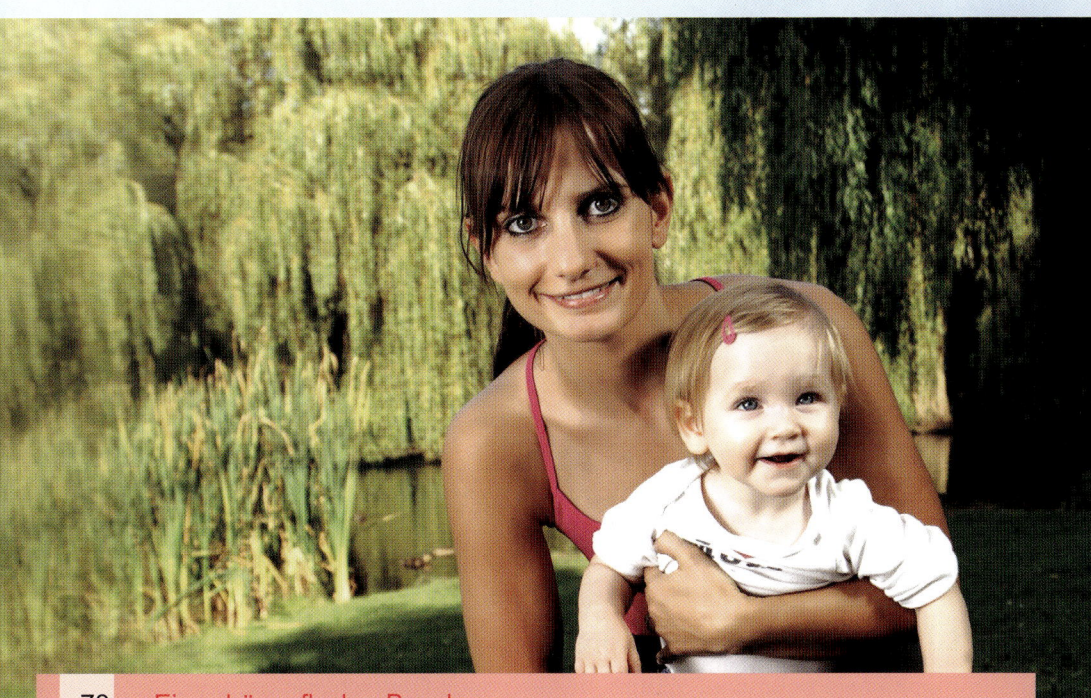

Liebe Mami,

dieses Buch ist mir eine Herzensangelegenheit. Ich möchte, dass du nach der Geburt schnell wieder fit wirst und dich rundum wohl in deinem Körper fühlst!

Es war ein sonniger Nachmittag und ich saß mit meiner Freundin Laura aus England in einem gemütlichen Café in München. Sie hatte ihr süßes Baby Ella dabei, gerade mal sechs Monate alt. Und ich war erstaunt, wie entspannt, glücklich und vor allem schlank Laura neben mir ihren Latte Macchiato schlürfte.

Begeistert erzählte sie mir, dass es in England Fitnesskurse gebe, bei denen sich Mütter mit Kinderwagen samt Baby im Park treffen, um gemeinsam wieder fit zu werden. Zwei Fliegen mit einer Klappe könne man damit schlagen: Mama und Baby sind draußen an der frischen Luft und machen gleichzeitig Sport. Perfekt!

Das war vor drei Jahren. Ich war als Physiotherapeutin und Fitnesstrainerin sehr erfolgreich, hatte aber schon immer den Wunsch, etwas Eigenes zu machen. Laura meinte, ich solle diese tolle Idee unbedingt nach Deutschland bringen. Denn die Mütter in England würden es lieben und es sei wirklich sehr effektiv.

Da ich selbst zu diesem Zeitpunkt noch keine Mama war, recherchierte ich erst einmal. Es gab nichts außer dem verstaubten Mutter-Kind-Turnen, was erst für Kinder ab drei Jahren geeignet ist und eben mehr den Kindern als den Müttern dient. Vereinzelt entdeckte ich noch ein paar Yogakurse. Ich wunderte mich, denn aus meiner Tätigkeit als Personal Trainerin wusste ich: Die meisten Frauen wollen nach der Geburt schnell wieder fit werden. Doch wie soll das organisatorisch gehen? Fitness-Studios sind meist nicht auf Mütter abgestimmt, außerdem muss man sein Baby schweren Herzens abgeben. Meine Freundin Laura hat vollkommen recht: Mit Baby zu trainieren ist die allerbeste Möglichkeit für jede frischgebackene Mama, schnell wieder in Form zu kommen. Also entwickelte ich Trainingsprogramme, die speziell für Frauen nach der Geburt abgestimmt sind.

Die meisten Mamis verbringen nach der Entbindung viel Zeit zuhause oder mit Spaziergängen. Und vor allem: mit ihrem Baby. Dieses Buch kannst du bei deinen täglichen Runden mit dem Kinderwagen mitnehmen. Für zuhause empfehle ich Rückbildungsgymnastik mit Baby auf DVD. Du bist auch hier zeitlich flexibel und brauchst dein Kind nicht abzugeben. Meine Programme auf DVD und dieses Buch sind eine perfekte Ergänzung.

Durch meine über 10-jährige Tätigkeit als Physiotherapeutin habe ich sehr viele Mamis begleitet und mich auf die Bereiche Schwangerschaft, Beckenbodentraining und Rückbildungsgymnastik spezialisiert. Als Personal Trainerin mache ich Frauen nach der Schwangerschaft wieder fit und gebe ihnen ein neues Körpergefühl. Der intensive Kontakt zu Müttern und Hebammen hat mir gezeigt, welche Probleme nach einer Schwangerschaft auftreten können und welche Bedürfnisse Mamis Körper nach einer Geburt hat.

Ich habe die Übungen über Jahre getestet, angepasst und weiter entwickelt. Mir ist sehr wichtig, wie die Mütter auf das Training reagieren und dass die Babies sinnvoll und sanft integriert werden.

So konnte ich ein optimales Workout für Mütter entwickeln: Ein Mix aus Ausdauer und Kräftigung – perfekt um nach der Geburt schnell wieder fit und schlank zu werden.

Im Moment bin ich selbst im 7. Monat schwanger und freue mich sehr darauf, meine Tochter im Sommer endlich sehen zu dürfen. Und jetzt ist genau der richtige Zeitpunkt, mein „Workout mit dem Kinderwagen" an alle Mamas weiter zu geben. Damit du im Park, am See, auf einer Wiese oder einfach beim Spazierengehen mit deinem kleinen Erdenbürger trainieren kannst. Mit diesem Buch in der Wickeltasche kannst du jeden Tag ein kleines Workout einbauen, selbst wenn du wenig Zeit hast.

Mein Tipp: Mach das Training doch mit ein paar Freundinnen zusammen, die auch Babies haben. So wird ein perfekter Mama-Baby-Tag

daraus! Und wenn du durch dieses Buch auf den Geschmack gekommen bist: Meine buggyFit-Kurse gibt es mittlerweile in vielen deutschen Städten.

Schau mal auf www.buggyfit.de!

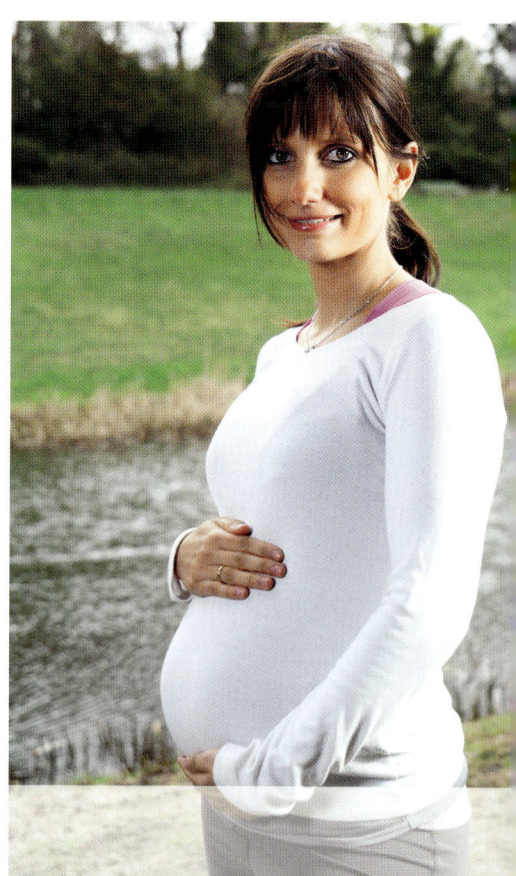

Die Vorteile meines Trainings auf einen Blick:

- Durch den Mix aus Kraft- und Ausdauertraining wird der gesamte Körper straff und du bekommst eine Menge Ausdauer.
- Das Workout sorgt für kräftige Beckenbodenmuskeln und dadurch für Kontinenz, einen starken Rücken, eine tolle Haltung und eine bessere Sexualität.
- Das Bindegewebe wird gestärkt.
- Das Training an der frischen Luft hilft gegen depressive Verstimmungen. Es lässt dich wieder auf andere Gedanken kommen und du fühlst dich frischer und aktiver.
- Bauch, Beine und Po werden straff und schön.
- Du verlierst durch die Laufsequenzen schnell an Gewicht, weil hierbei Fett verbrannt wird.
- Du brauchst keinen Babysitter und kein muffiges und teures Fitness-Studio.

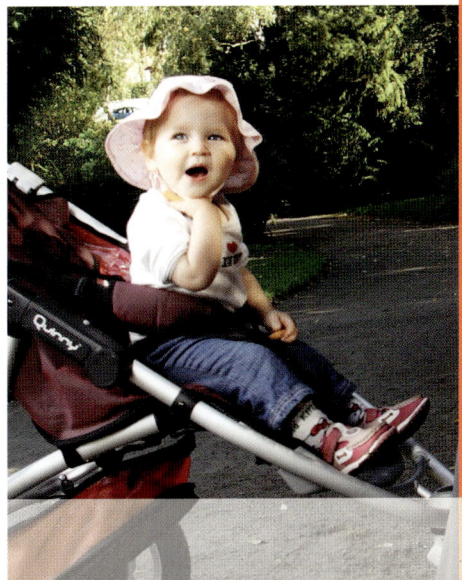

Die Veränderungen deines Körpers

Schwangerschaft und Geburt haben ihre Spuren hinterlassen.

Der Großteil der durchschnittlich 18 zusätzlichen Kilos verschwindet durch die Geburt und in den ersten Tagen danach. Die Wassereinlagerungen lösen sich, sie werden einfach ausgeschieden. Die Gebärmutter verkleinert sich und die Menge des zirkulierenden Blutes normalisiert sich wieder. Der Progesteronspiegel fällt nach der Geburt. Das erhöht deinen Muskeltonus. Der gedehnte Bauch sollte nach ein paar Monaten wieder seine Spannung haben. Sodbrennen, Verstopfungen und all die anderen unangenehmen Dinge verschwinden. Krampfadern gehen zurück und Wunden verheilen.

Doch nach ein paar Wochen stellt Mami meist frustriert fest: Es geht nicht mehr weiter. Die restlichen zusätzlichen Kilos bleiben einfach da. Das hat einen wichtigen und gesunden Grund: Der Körper legt für die Stillzeit Fettreserven von ca. 3,5 bis 6 Kilo an.

Durch das Stillen und den dadurch verbundenen vergrößerten Kalorienverbrauch von 400 bis 650 Kalorien am Tag wird sich dein Gewicht nach und nach normalisieren. Das setzt natürlich gesunde Ernährung voraus (mehr dazu im Kapitel Ernährungstipps).

Viele Mamis haben jedoch ein paar Pöls-

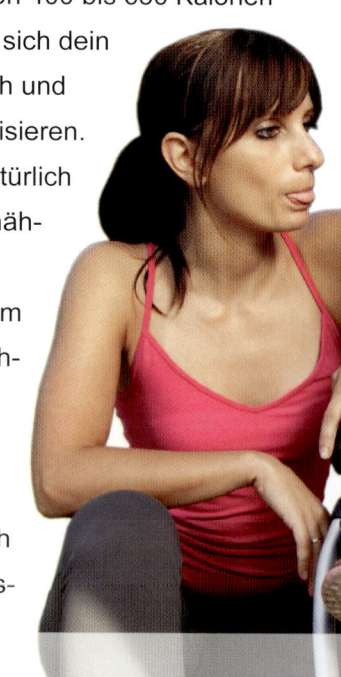

terchen, die nicht den Durchschnitts-werten entsprechen. Dazu kommt, dass sich der Körper einfach nicht mehr so straff und wohlgeformt an-fühlt wie vor der Schwangerschaft. Und auch die Mütter, die nicht stil-len, wollen ihre Fettreserven wieder los werden.

Um sich wirklich wieder rundum wohl im eigenen Körper zu fühlen, brauchen wir deshalb ein sanftes Aufbautraining.

Das beschleunigt den Rückbildungs-prozess. Als kleine Motivation: Ich habe viele Frauen kennengelernt, die nach einer Geburt sogar zufrie-dener mit ihrer Figur sind. Weil sie sich seit der Schwangerschaft viel mehr mit ihrem Körper beschäftigen. Sie ernähren sich auch nach der Geburt weiter gesund. Sie machen mehr Sport als früher und nehmen eine bessere Haltung ein. Und sie empfinden ihren Körper nun als weiblicher. Das alles muss allerdings bewusst erfolgen. Du schaffst das auch!

Du solltest dir Ruhe und Zeit für die Regeneration deines Körpers neh-men. Das Baby hält dich rund um die Uhr auf Trapp? Kein Problem. Denn am schönsten ist es doch, diese wertvolle Zeit mit deinem Baby für dich zu nutzen. Lange ausgiebi-ge Spaziergänge, frische Luft und viel Lachen – das ist ein toller Ein-stieg, um wieder fit zu werden.

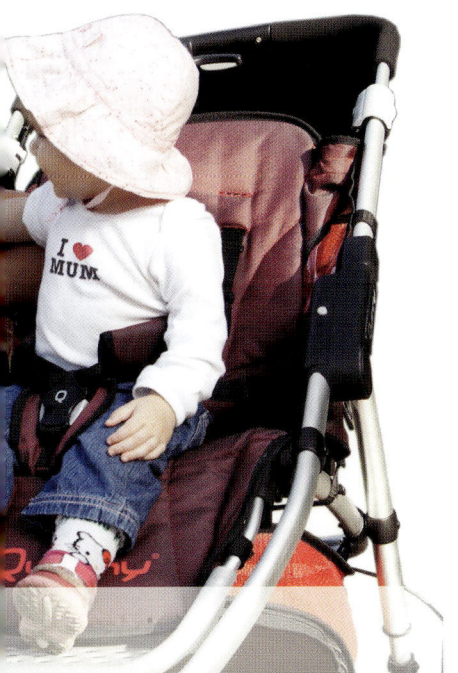

Der Alltag mit deinem Baby - Höchstleistung für den Körper

Du hast große Leistungen vollbracht. 40 Wochen Schwangerschaft hat dein Körper nun hinter sich – mit dem Wunder der Geburt als Höchstleistung am Ende. Er befindet sich jetzt im Umbruch.

Dazu kommt der neue Alltag mit dem Baby, der den meist noch schwachen Mamis viel abverlangt. Tage ohne festen Rhythmus, Schlafentzug, die Sorge um das Wohlergehen deines Babies, die Ungewissheit, ob du alles richtig machst, Windelwechseln, das Stillen richtig meistern und vieles mehr. Rückenschmerzen, Verspannungen und Fehlhaltungen sind vorprogrammiert.

Geschirr und Wäscheberge stapeln sich und wir sind nicht mehr Herr unserer Wohnung. Doch mach dir darüber nicht zu viele Gedanken. Die Natur hat es nämlich so eingeplant, dass dies nicht im Vordergrund stehen soll: Dein Körper weiß jetzt, dass du voll und ganz für dein Kind da sein musst und alles andere Nebensache ist.

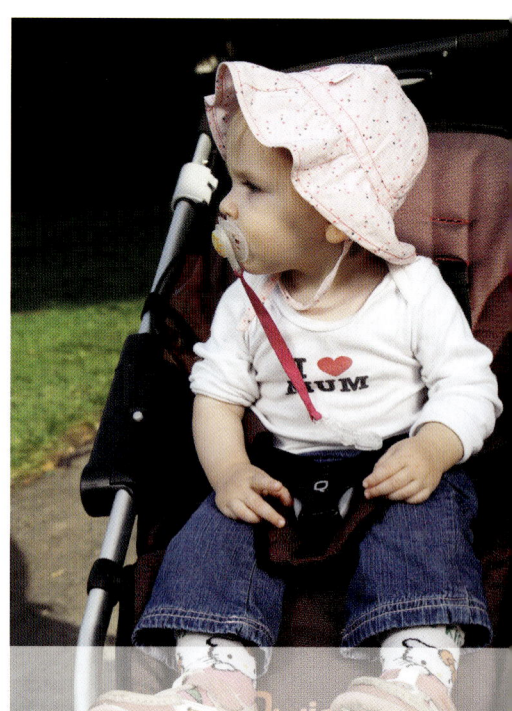

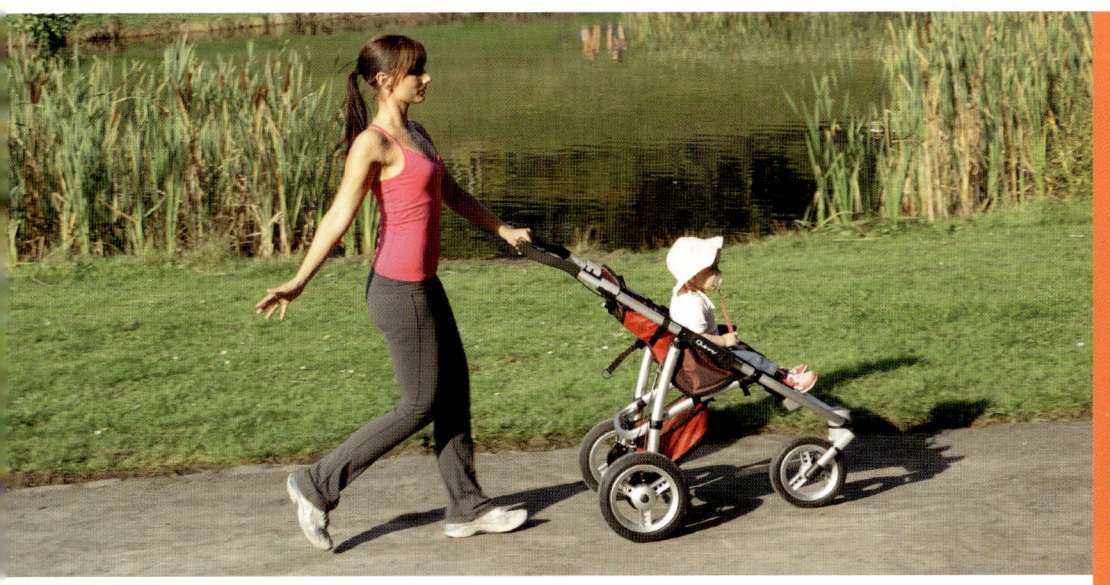

Also kannst du ruhig Haushalt mal Haushalt sein lassen! Nach den ersten Wochen pendelt sich alles ein und auch der Haushalt ist nicht mehr so ein großes Problem.

Klar, dass es jetzt nicht leicht fällt, sich dem Sport zu widmen. Wir befinden uns in einem extremen Gefühlschaos. Von himmelhochjauchzend bis zu Tode betrübt. Woher also die Motivation nehmen? Dazu kann ich nur sagen: Raus an die frische Luft. Das ist die beste Medizin gegen schlechte Laune und tut auch deinem Baby gut.

Plane dir feste Zeiten ein für deine Spaziergänge, bei denen du gleichzeitig trainierst.

Danach einen Latte Macchiato oder ein Vollbad und du fühlst dich selbst wie neugeboren. Und so freust du dich schon auf deine nächste „Nebenbei-Trainingseinheit".

Der Beckenboden

Was ist das? Wie spannt man ihn an?

Wenn wir etwas für unsere Figur tun wollen, trainieren wir meist Bizeps und Trizeps sowie Bauch, Beine und Po. Doch die wichtigste Muskelgruppe unseres Körpers wird oft kläglich vernachlässigt. Kennst du sie? Genau: Der Beckenboden.

Beckenbodentraining sorgt für bessere Kontinenz, erfülltere Sexualität, schützt vor Blasen- und Gebärmuttersenkung sowie Rückenproblemen und führt zu einem flachen und wohlgeformten Bauch. Du kannst deine Mitte stärken, was Auswirkungen auf deinen gesamten Körper und deine Anmutung haben wird. Durch eine

bessere Haltung wird auch dein Selbstbewusstsein gestärkt.

Die meisten Frauen beschäftigen sich mit ihrem Beckenboden erst nach einer Geburt. Weil sie meist jetzt erst wirklich verstehen, wie wichtig diese Muskulatur ist. Oft heißt es: Was ist denn der Beckenboden überhaupt? Wo liegt er? Und vor allem: Wie spannt man ihn an?

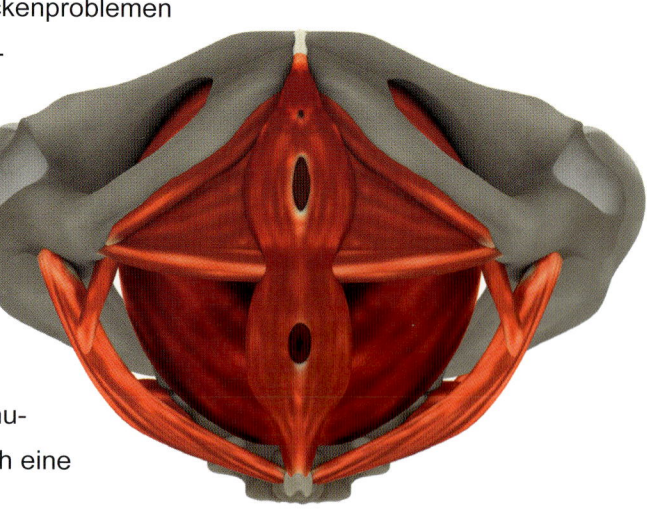

Der Beckenboden besteht aus drei übereinander gelagerten Muskelschichten – im Bild rot.

Das Graue im Bild ist der knöcherne Rahmen für den Beckenboden.

Er ist aufgehängt zwischen dem Schambein vorne, dem Steißbein hinten und den beiden Sitzbeinhöckern unten. Das sind die beiden Knochen am Gesäß, auf denen wir sitzen.

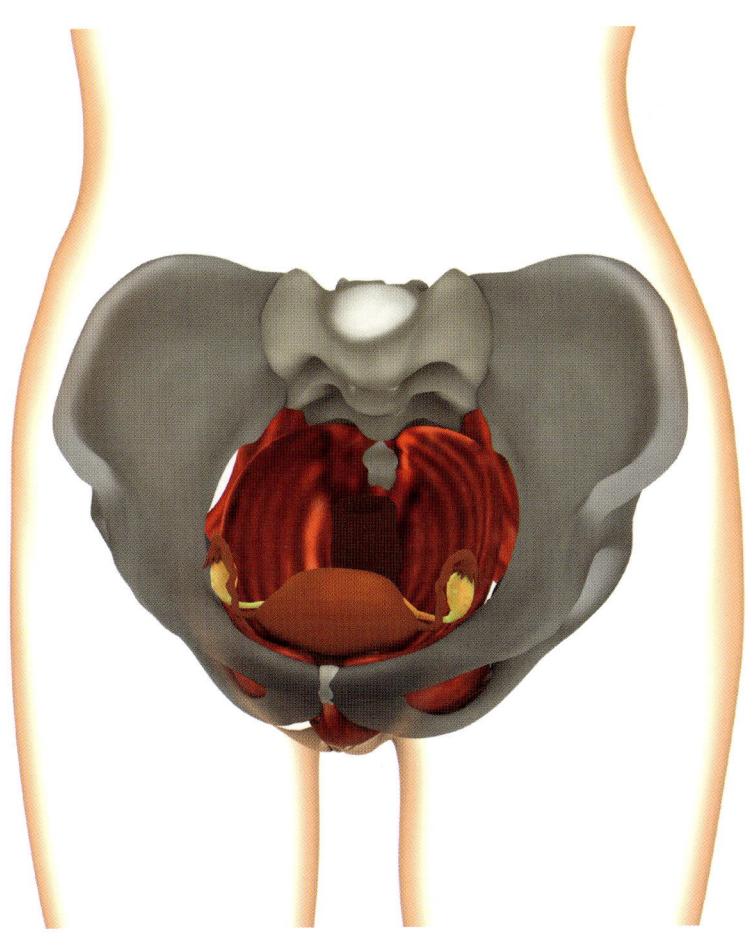

Die äußere Schicht verläuft wie eine Acht um Scheide und After. Hauptaufgabe ist das Öffnen und Schließen der Körperöffnungen.

Die mittlere Schicht ist die Stütze für die inneren Organe wie Blase und Gebärmutter. Sie schützt vor Druck, wenn wir zum Beispiel niesen oder husten.

Die innere Schicht verläuft vom Steißbein mit Verbindung zum Schambein und der Hüftmuskulatur. Sie ermöglicht unsere aufrechte Haltung.

Alle Schichten zusammen sorgen dafür, dass die Organe dort gehalten werden, wo sie hingehören. Der Beckenboden ermöglicht unseren aufrechten Gang.

Durch eine Schwangerschaft, hormonelle Probleme oder Erkrankungen kann der Beckenboden belastet

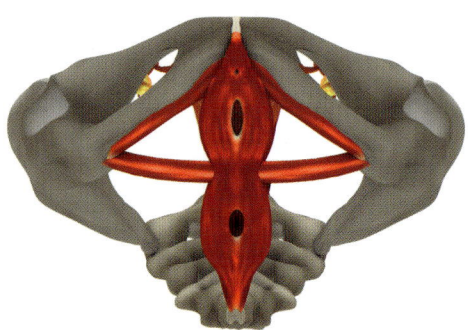

ÄUSSERE SCHICHT

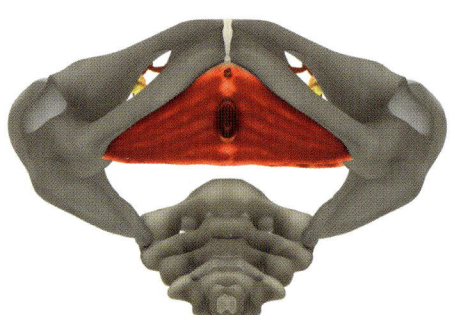

MITTLERE SCHICHT

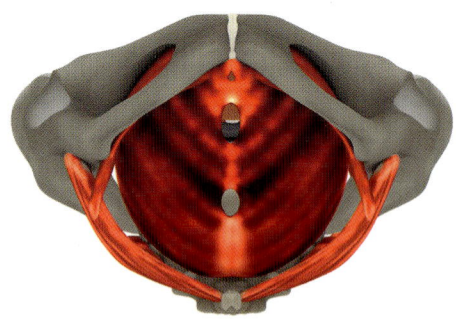

INNERE SCHICHT

werden. Egal ob normale Geburt oder Kaiserschnitt: Der Beckenboden wird gleichermaßen stark beansprucht. Manchmal zeigen sich die Auswirkungen erst Jahre später. Er kann so schlaff werden, dass es zu lustloser Sexualität, Inkontinenz sowie Blasen- und Gebärmuttersenkung kommen kann.

Der Beckenboden kann aber trainiert werden. Durch gezielte Anspannung stärkst du ihn und bekommst wieder ein gutes Körpergefühl. Deine Haltung und Anmutung wird verbessert und das sorgt sogar für bessere Laune. Denn wenn

der Beckenboden „durchhängt", fühlen wir uns auch schlecht. Ist er dagegen trainiert, steigt unser Wohlbefinden.

Übungen zur Wahrnehmung des Beckenbodens

Beim Training mit diesem Buch solltest du immer darauf achten, deinen Beckenboden während der Übungen aktiv anzuspannen. Damit du weißt, wie das geht, kannst du die folgenden Wahrnehmungsübungen vorab machen. Du brauchst dafür einen Stuhl oder Hocker. Nimm dir genug Zeit und Ruhe.

Setz dich auf das vordere Drittel eines Stuhls oder eines Hockers. Deine Füße stehen hüftbreit auseinander. Die kompletten Fußsohlen berühren den Boden.

Rutsch nun etwas herum, bis du auf deinen Sitzbeinhöckern sitzt. Jede Pobacke hat am unteren Ende des Beckenknochens einen Sitzbeinhöcker. Diese Knochen kannst du ertasten, denn sie stehen deutlich hervor. Taste ruhig auf beiden Seiten des Pos, bis du beide Sitzbeinhöcker gefunden hast. Wenn du sie spüren kannst und darauf sitzt, richte deinen Oberkörper auf und lass deine Arme links und rechts herunter hängen.

Nimm jetzt eine Hand und setze dich so auf sie, dass deine Finger zwischen den Sitzbeinhöckern sind.

Stell dir jetzt vor, du hast eine ganz volle Blase und kannst gerade nicht auf Toilette gehen. Du versuchst also, die Muskulatur über deiner Hand anzuspannen. Es sind nur ganz kleine Bewegungen, die du ganz leicht spürst.

Du kannst auch die Augen schließen, um dich besser zu konzentrieren. Versuche, den Harnröhrenschließmuskel nach innen zu ziehen. Spanne erst an und lasse wieder kurz locker. Atme dabei tief ein und aus. Mache die Übung so lange, bis du ein gutes Gefühl dafür hast, wo dein Beckenboden ist.

Wenn du die Übung gut gespürt hast, entspanne dich kurz. Schüttele deine Arme aus. Lass deine Schultern locker. Jetzt weißt du, wo sich dein Beckenboden befindet.

Erspüre die drei Schichten des Beckenbodens

Bei der folgenden Übung lernst du, alle drei Schichten des Beckenbodens anzuspannen.

Rutsche wieder auf das vordere Drittel des Stuhls. Setze dich auf deine Sitzbeinhöcker und richte deinen Rücken noch einmal auf. Deine Arme lässt du locker hängen.

Stell dir vor, dass die erste Schicht – die äußere – eine liegende Acht ist, die die Ausmaße einer Slipeinlage hat. Diese Schicht spannst du an, indem du dir vorstellst, dass du alle Schließmuskeln (Harnröhre, Scheidenmuskulatur und den Schließmuskel des Afters) nach innen ziehst. Vergiss dabei das Atmen nicht!

Wenn die erste Muskulatur angespannt ist, kommen wir zur zweiten Schicht.

Halte die erste Schicht und nimm die zweite dazu. Die zweite Schicht spannst du an, indem du dir vorstellst, dass deine beiden Sitzbeinhöcker ein Band verbindet. Dieses zieht die Sitzbeinhöcker zusammen.

Wichtig hierbei ist, dass deine Pomuskulatur entspannt bleibt. Kurz die Spannung halten, weiter atmen. Beide Schichten kurz angespannt lassen.

Jetzt nimmst du die dritte Schicht dazu: Du stellst dir vor, du schiebst das Steißbein in den Stuhl hinein – ohne dass eine Bewegung im Becken sichtbar ist. Atme tief ein. Atme aus und schiebe das Steißbein in den Stuhl. Kurz die Spannung halten und wieder lösen.

Lockere dich dann kurz. Schüttele deine Arme aus. Lockere deine Schultern. Und fange dann wieder von vorne an.

Spanne zunächst die erste Schicht an. Kannst du diese gut halten, nimm die zweite Schicht dazu. Lass dann erste und zweite Schicht angespannt und nimm die dritte Schicht dazu.

Wiederhole diese Übung so lange, bis du ein gutes Gefühl für die Schichten des Beckenbodens hast und den Beckenboden gut halten kannst.

Ein erstes Training für den Beckenboden

Nimm wieder die gleiche Position wie bei den vorherigen Übungen ein: Setz dich auf das vordere Drittel eines Stuhls. Die Füße stehen hüftbreit auseinander. Die kompletten Fußsohlen berühren den Boden.

Spanne deinen Beckenboden an – alle drei Schichten gemeinsam. Drücke jetzt jeweils eine Ferse beim Ausatmen in den Boden. Atme in Ruhe ein. Atme aus und drücke die rechte Ferse in den Boden. Beim Einatmen löse die Ferse wieder. Beim Ausatmen drückst du dann die linke Ferse in den Boden.

Versuche den Beckenboden immer angespannt zu lassen. Wenn du ihn nicht mehr halten kannst, mach eine Pause. Lockere dich. Richte dich dann wieder auf und fange von vorne an.

Gerade am Anfang – kurz nach der Geburt – wirst du den Beckenboden noch nicht lange halten können. Mit jeder Übung wird es aber besser.

Wiederholung: Jede Seite 10 Mal.

TIPP
Wie breit ist „hüftbreit"? Nimm die Füße erst eng aneinander. Drehe dann die Fußspitze nach außen, während deine Fersen hinten zusammen bleiben. Ziehe dann die Fersen nach, sodass die Füße parallel stehen.

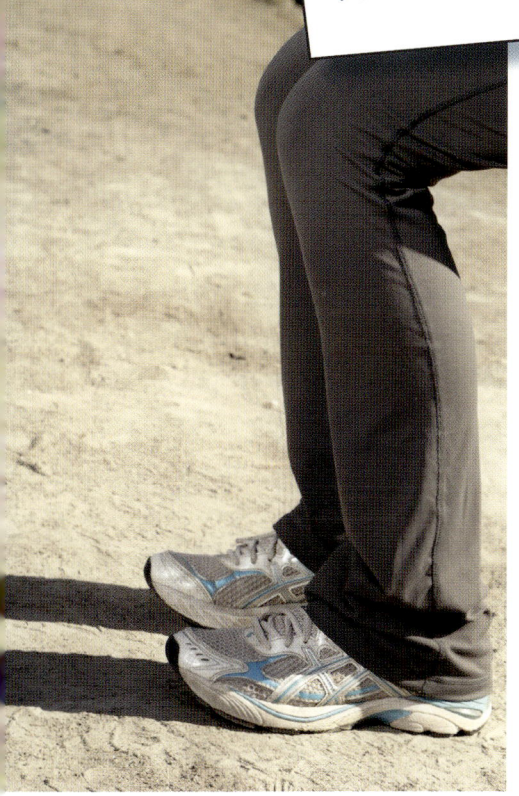

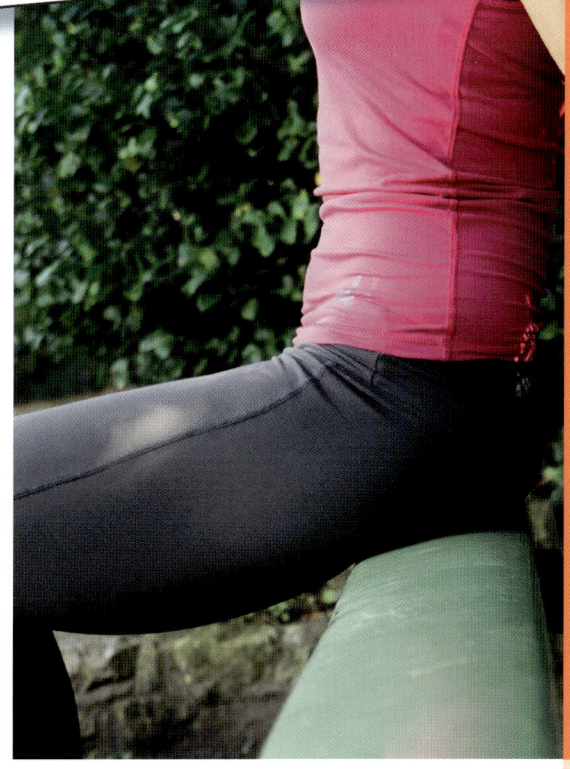

FÜSSE MÜSSEN PARALLEL STEHEN!

ACHTE AUF EINE GERADE HALTUNG!

Haltung bewahren

Die Zauberworte für das Workout und den Alltag mit Baby

Durch die Schwangerschaft hat sich deine Körperhaltung verändert. Mit wachsendem Bauch wurde deine

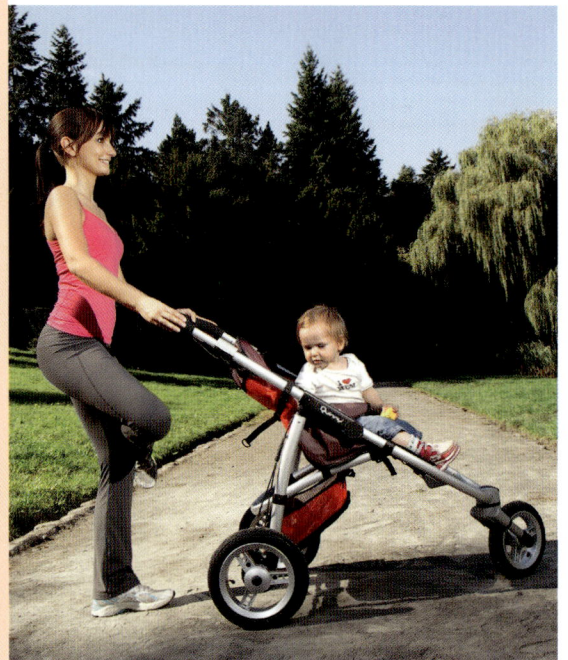

Wirbelsäule immer stärker belastet. Der Körperschwerpunkt hat sich am Ende der Schwangerschaft nach vorne verlagert. Viele Mamis neigen auch nach der Geburt noch dazu, ein Hohlkreuz zu machen. Auch andere Fehlhaltungen sind typisch. Im Alltag mit dem Baby tendiert man dazu, sich einseitig zu belasten, zum Beispiel durch Tragen des Babies auf nur einer Seite.

Deshalb ist es gerade für frisch gebackene Mamis sehr wichtig, ihre Haltung immer wieder zu überprüfen und zu korrigieren. Bevor du mit dem Training beginnst, schaue dir ganz bewusst deine Haltung an. Erst wenn du dich aufrecht hältst, wird dein Workout effektiv und du beugst Schmerzen vor. Verinnerliche die folgenden Bewegungsabläufe, sodass du sie im täglichen Leben automatisch machst. So wird der Alltag ganz nebenbei zum Training.

Richtig stehen

Stehen ist rückenschonender als sitzen, da geringere Kräfte auf die Wirbelsäule wirken, vorausgesetzt, du nimmst eine richtige Haltung an. Ein rückenfreundlicher Stand führt zu einem besseren Körpergefühl und dadurch zu mehr Selbstbewusstsein.

- Achte auf eine parallele Fußstellung. Belaste die Füße gleichmäßig.
- Die Knie sind leicht gebeugt.
- Die Beckenstellung spielt eine große Rolle für die Haltung. Die richtige Position findest du, indem du das Steißbein nach unten und das Schambein in Richtung Brustbein ziehst.

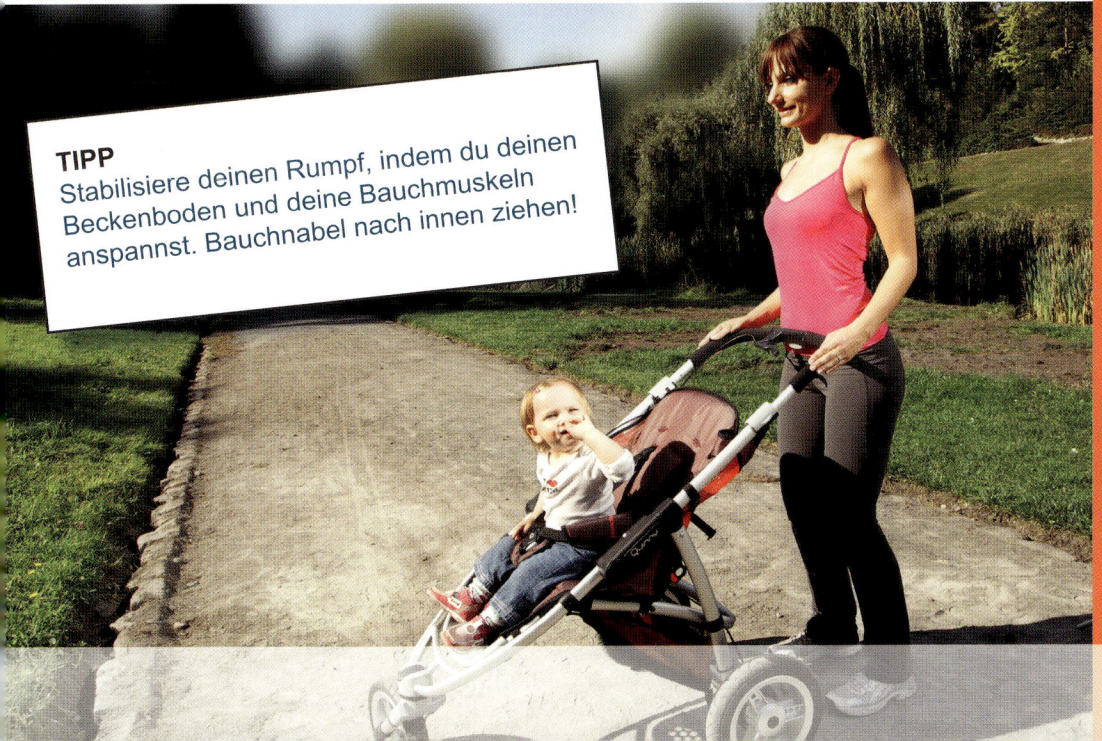

TIPP
Stabilisiere deinen Rumpf, indem du deinen Beckenboden und deine Bauchmuskeln anspannst. Bauchnabel nach innen ziehen!

- Hebe deinen Brustkorb.

- Ziehe deine Schultern bewusst nach hinten und gleichzeitig nach unten Richtung Boden.

- Halte deinen Kopf gerade, indem du horizontal nach vorne schaust. Stell dir vor, du hast am Hinterkopf einen Faden, an dem du deinen Kopf gerade nach oben ziehst und deine Wirbelsäule damit aufrichtest.

- Drücke die Knie niemals durch!

- Vermeide es, mit gekreuzten Beinen zu stehen.

- Drehe die Füße nicht nach innen.

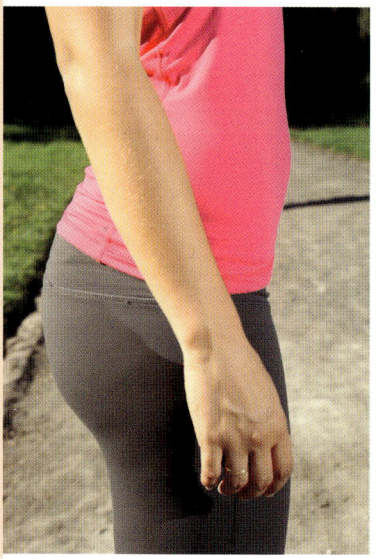 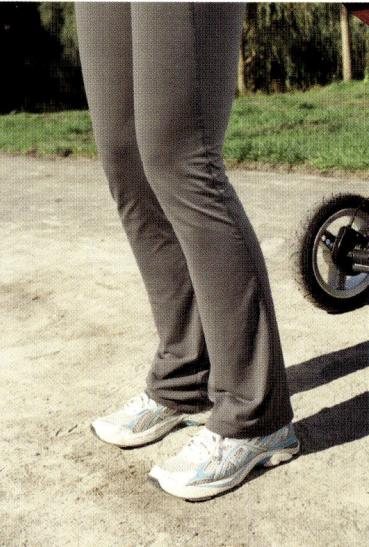 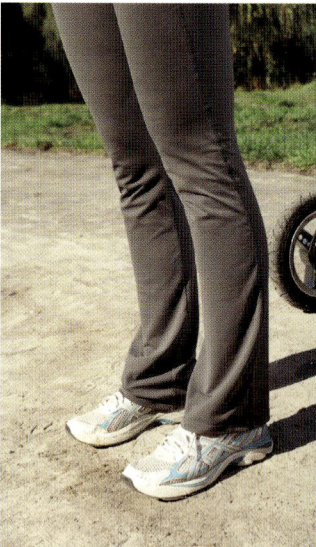

RICHTIG **RICHTIG** **FALSCH!**

Richtig sitzen

Still-Mamis verbringen am Anfang bis zu acht Stunden mit Stillen. Du solltest dir also gleich angewöhnen, eine rückenschonende Sitzhaltung einzunehmen, sonst sind Schmerzen vorprogrammiert. Auch der Brustmuskel kann sich verkürzen. Stillkissen oder -stuhl helfen dir, die richtige Haltung zu finden. Stabilisiere deinen Rücken mit Kissen im Lendenbereich. Eine gute Alternative ist übrigens das Stillen im Liegen. Und auch wenn du nicht stillst, versuche das Sitzen so gut es geht zu reduzieren. Viele alltägliche Tätigkeiten lassen sich auch im Stehen durchführen. Dein Rücken wird es dir danken.

- Sitze auf deinen Sitzbeinhöckern auf dem vorderen Drittel des Stuhls.
- Die Hüfte sollte höher als die Knie stehen. Die Beine sind hüftbreit auseinander. Die Knie sind im 90-Grad-Winkel.
- Ziehe dein Steißbein nach unten Richtung Stuhl, sodass der Rücken gerade ist.
- Ziehe die Schultern tief nach unten – weg von den Ohren. Mach den Hals lang.
- Schlage deine Beine nicht übereinander. Das ist schlecht für die Venen. So kann das Blut nicht richtig zurück in den Körper fließen.
- Deine Rückenmuskeln werden nur trainiert, wenn du dich bewusst gerade hinsetzt ohne dich anzulehnen.
- Wechsele öfter die Positionen. Stehe auf und gehe umher.

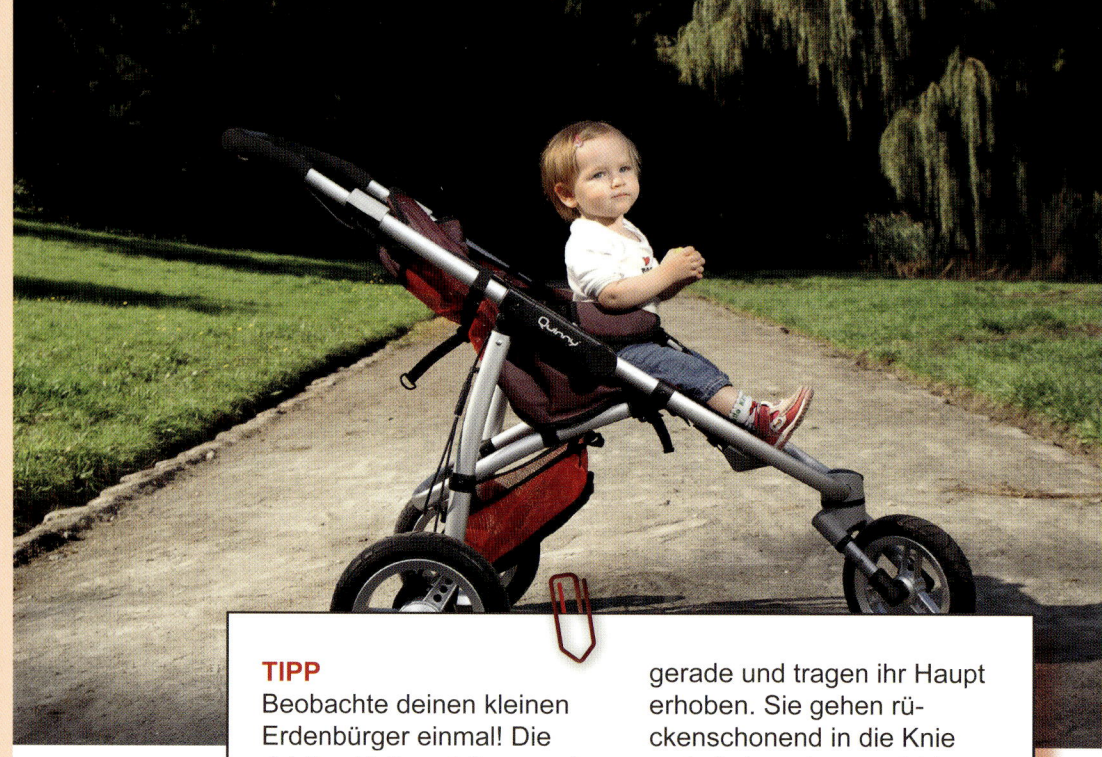

TIPP

Beobachte deinen kleinen Erdenbürger einmal! Die richtige Haltung können wir uns nämlich von unseren Kleinsten abschauen.

Sie haben im Normalfall - und wenn sie schon sitzen, stehen und laufen können - eine vorbildliche Haltung.

Sie sitzen niemals krumm, stehen immer stolz und gerade und tragen ihr Haupt erhoben. Sie gehen rückenschonend in die Knie und sind sowieso meist in Bewegung, was für unseren Körper am allerbesten ist.

Im Laufe der Lebensjahre verlieren sie das allerdings wieder. Meist sogar sehr schnell, weil sie sich die falsche Haltung bei uns abschauen. Wir haben also auch eine Vorbildfunktion!

Richtig hinlegen

Um Beckenboden und Rücken zu schonen, solltest du folgende Bewegungsabläufe verinnerlichen:

- Wenn du dich ins Bett legen willst, setz dich an die Bettkante, lege dich über die Seitlage hin und roll dich dann auf den Rücken.
- Wenn du wieder aufstehen willst, rutsche an die Bettkante und drehe dich zunächst auf die Seite.
- Hebe dann die Beine über den Bettrand und drücke dich gleichzeitig mit den Armen in den Sitz.
- Wenn du dich auf den Boden legen willst, um z.B. Sport zu machen, dann mach einen großen Schritt nach vorne. Stütze dich auf deinem Knie ab. Und gehe mit geradem Rücken nach unten, indem du das andere Knie beugst.
- Ziehe das andere Bein nun nach hinten, sodass du im Kniestand bist.
- Gehe dann hinab in den Vierfüßlerstand.
- Lege dich schließlich auf die Seite und rolle dich auf den Rücken.
- Beim Aufstehen machst du den Bewegungsablauf andersrum.
- Wenn du aufstehst, ziehe deinen Bauchnabel fest nach innen und spanne deinen Beckenboden an! Falls du einen Kaiserschnitt hattest, kannst du deine Hand auf die Narbe legen, um den Bauch zu stabilisieren.

Richtig heben

Du solltest nach einer Geburt nichts heben, was schwerer ist als dein Baby. Die Kraft zum Tragen und Heben sollte nicht aus dem Rücken, sondern aus Armen, Beinen und dem Bauch kommen. Meist arbeiten wir mit dem Rücken und machen uns dabei krumm. Das ist falsch. Richtig nimmst und hebst du dein Baby so:

- Gehe mit geradem Rücken nach unten.

- Beuge deine Beine, um in die Hocke zu gehen.

- Gehe jetzt ganz nah an dein Baby und hole es möglichst nah an deinen Oberkörper heran.

- Mache dann deinen Rücken wieder gerade.

- Strecke nun die Beine, um mit geradem Rücken nach oben zu kommen. Spanne dabei deinen Beckenboden an. Er kann dich regelrecht anheben.

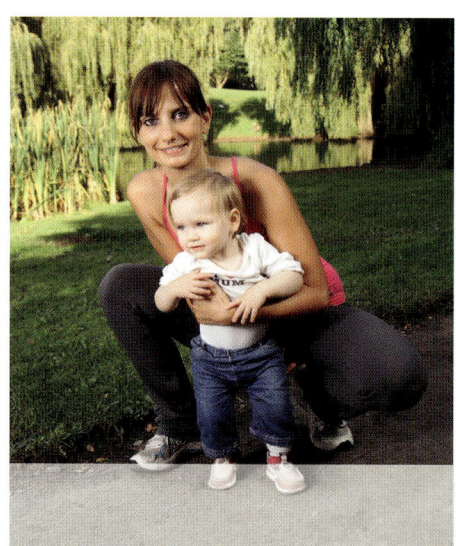 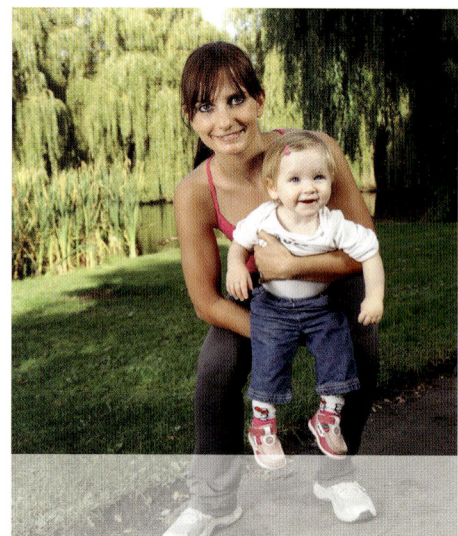

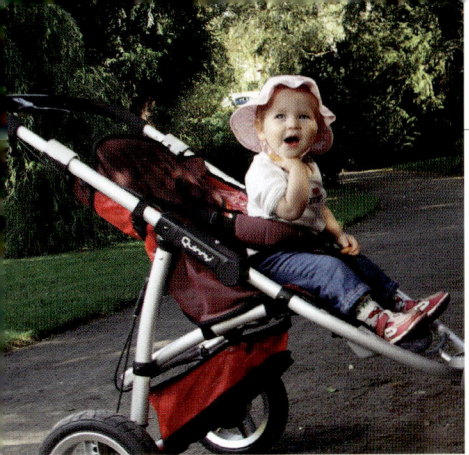

AUCH DAS HEBEN DER BABYSCHALE WILL GEÜBT SEIN:

- Stell dich so vor die Babyschale, dass du dein Baby ansehen kannst.

- Gehe in die Hocke.

- Greife dann mit beiden Händen die Babyschale.

- Spanne deinen Beckenboden an!

- Komm dann aus den Beinen heraus nach oben.

- Wenn du oben bist, kannst du die Babyschale auf eine Seite nehmen und mit einem Arm tragen.

- Wechsele aber nach ein paar Minuten die Seite, damit du nicht einseitig belastest. Viele Mamis haben beim Tragen und Heben eine „Lieblingsseite". Das führt zu Rückenschmerzen. Kontrolliere dich immer wieder und versuche beide Seiten gleichmäßig zu belasten.

TIPP
Trage die Babyschale zum Beispiel mit deinem Partner zusammen. Jeder auf einer Seite. Dann wird es auf alle Fälle leichter und weniger belastend.

Meine Tipps für ein erfolgreiches Training:

- Führe die Übungen langsam und kontrolliert aus.

- Bei jeder Anspannung: ausatmen. Bei jeder Entspannung: einatmen.

- Zwei- bis dreimal pro Woche trainieren ist optimal. Gib deinem Körper zwei Tage Pause zwischen den Trainingseinheiten.

- Trage bequeme Kleidung und Sportschuhe.

- Nimm eine Trinkflasche mit und trinke sie während des Workouts leer. Für das Stillen braucht dein Körper genug Flüssigkeit. Deshalb solltest du beim Sport immer darauf achten, genug zu trinken, um den Flüssigkeitsverslust, der durch das Schwitzen entsteht, wieder auszugleichen.

- Das Training kann mit einem Buggy oder einem Kinderwagen durchgeführt werden.

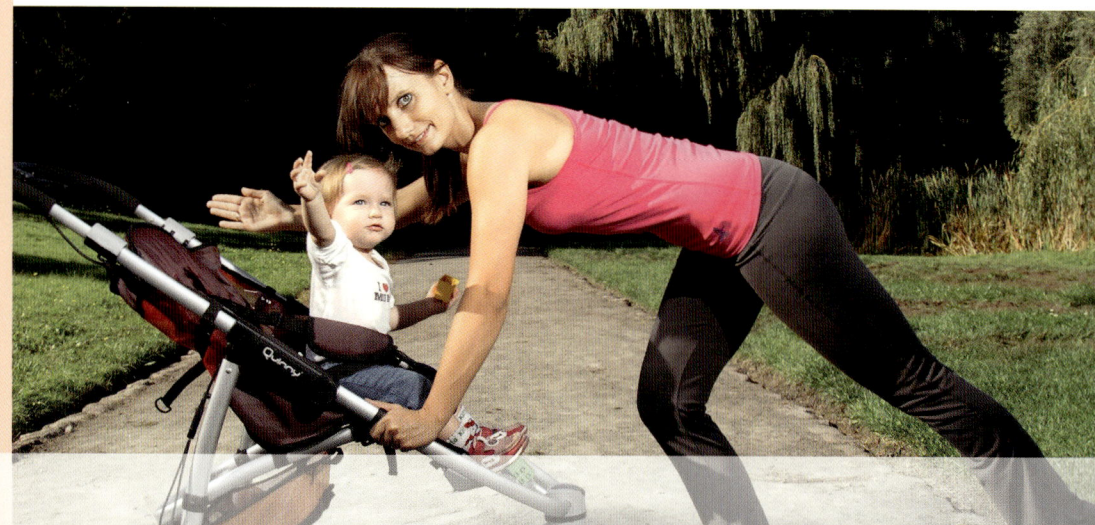

Beachte:

- Mit den Beckenbodenübungen kannst du eine Woche nach der Geburt beginnen.

- Sobald du dich danach fühlst, fange mit Spaziergängen an. Und auch mit leichtem Walken. Auf Joggen solltest du allerdings erst noch verzichten. Mehr dazu im Kapitel Ausdauer.

- Das komplette Training solltest du frühestens acht Wochen nach der Geburt starten - nach der von Hebammen empfohlenen Schonzeit.

- Hebammen raten, ein paar Stunden eines Rückbildungskurses absolviert zu haben, um Fehlhaltungen zu überprüfen und bei speziellen Fragen zum Thema Beckenboden individuelle Beratung zu bekommen.

- Wenn du Komplikationen während der Schwangerschaft oder der Geburt hattest, halte zunächst Rücksprache mit deinem Arzt oder deiner Hebamme.

- Wenn bei einer Übung deine Kaiserschnittnarbe noch schmerzt, dann lass diese Übung aus und gehe zur nächsten, bei der du dich wohlfühlst und keine Schmerzen hast.

- Denke immer an dein Wohlbefinden und das deines Babies. Überanstrenge dich nicht! Dein Körper hat Strapazen hinter sich und du solltest ihm die Regenerationszeit geben, die er braucht. Und die ist bei jeder Frau unterschiedlich.

Bauchmuskeltraining nach der Geburt?

Viele Mamis fragen mich beim Training, wie es mit Sit-Ups und Co. nach der Schwangerschaft aussieht.

Da der Bauch in der Schwangerschaft enorm gewachsen ist und nach der Geburt schlaff und aus der Form geraten erscheint, wollen viele Mütter natürlich gerne ihre Bauchmuskeln trainieren.

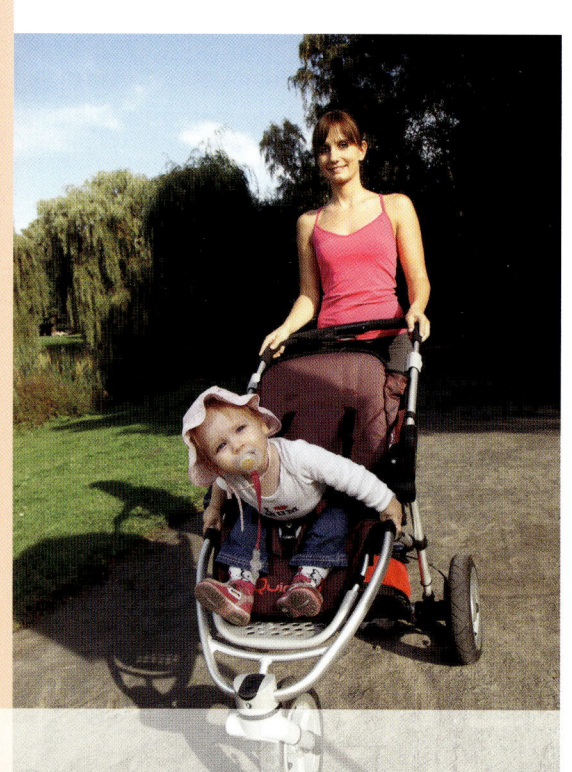

Doch Vorsicht! Durch die Überdehnung des Bauches wurden die geraden Bauchmuskeln in Mitleidenschaft gezogen. Diese Muskulatur besteht aus zwei Teilen, die sich in der Mitte - am Nabel - treffen. In der Schwangerschaft werden sie etwas auseinandergedrückt. In der Fachsprache wird das als Rectusdiastase bezeichnet. Es ist ein richtiger Spalt, den du auch erfühlen kannst.

Lege dich dazu auf den Rücken und stell deine Beine auf. Lege beide Hände so auf den Bauch, dass du eine Hand über dem Bauchnabel und die andere Hand darunter platzierst und die Finger genau auf die Mitte des Bauches legst. Drücke nun die Finger leicht in den Bauch. Wenn du jetzt deinen Kopf etwas anhebst und den Bauch anspannst, kannst du mit deinen Fingern den Spalt erfühlen.

Normalerweise merkst du sofort den Widerstand der Bauchmuskeln. Bei einer Rectusdiastase ist ein richtiger Zwischenraum zu erspüren und es fühlt sich so an, als ob es keinen Widerstand der Muskeln gebe.

Damit die Rectusdiastase nicht größer wird, solltest du dich zuerst nur auf das Training der schrägen Bauchmuskeln konzentrieren. Denn das Kräftigen dieser Muskulatur ist sehr wichtig, weil dadurch der Spalt nach und nach wieder kleiner wird. Fange

hierbei mit leichten Übungen und wenigen Wiederholungen an.

Erst wenn die Rectusdiastase vollständig verschwunden ist, kannst du auch wieder die geraden Bauchmuskeln trainieren. Das ist von Mami zu Mami unterschiedlich und kann bis zu einem halben Jahr dauern.

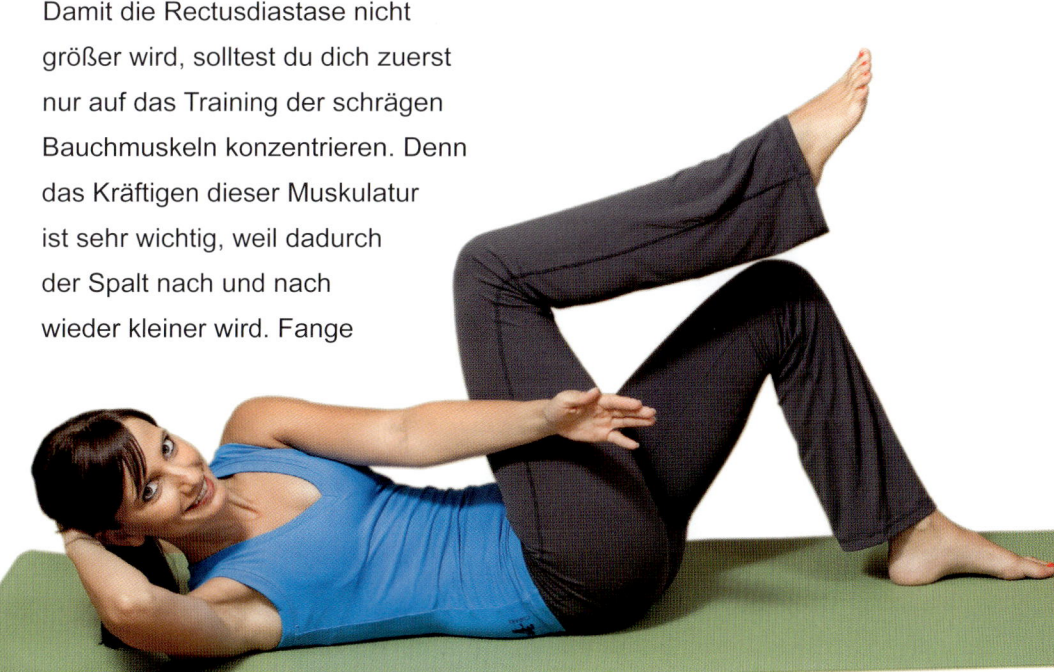

Fit mit Baby an Bord

Nun kennst du alle Basics und bist bereit, mit deinem Baby im Kinderwagen loszuziehen.

Ich habe mein Training in zwei Hauptphasen eingeteilt:

1. Ausdauer
Hierbei trainierst du dein Herz-Kreislauf-System und verbrennst überflüssige Pfunde.

2. Bodyforming (Kräftigung)
Hier findest du verschiedene Übungen zur Kräftigung von Bauch, Rücken, Beinen, Po, Armen und Brust. Ein flacher Bauch, ein starker Rücken, schöne Beine und Arme sowie ein straffer Po sind das Resultat. Dein ganzer Körper kommt in Form.

Eine Trainingseinheit dauert ca. eine Stunde. Vor den Hauptphasen solltest du dich aufwärmen. Dann folgen zwei Ausdauer- und zwei Bodyformingphasen, die sich abwechseln. Die Ausdauer kommt immer vor der Bodyformingphase. Nach dem Training solltest du dir fünf Minuten Zeit für eine Dehnungsübung nehmen.

Die Phasen Aufwärmen, Ausdauer, Bodyforming und Dehnung haben im Buch unterschiedliche Farben. Die Bodyforming- und Dehnungsübungen kannst du dir selbst zusammenstellen. Somit hast du jedes Mal ein individuelles Training. Als Anhaltspunkt: 15 Minuten Bodyforming sind drei bis vier Übungen.

Wenn du weniger Zeit hast, kürze das Programm nach deiner Wahl. Dein Workout sollte aber immer mindestens eine Übung aus jeder Phase enthalten.

Vier Zeichen - ein optimales Workout

Die folgenden Symbole erleichtern dir den Überblick beim Training:

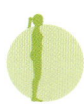

Ausgangsposition

Ausführung

Atmung

Wiederholung

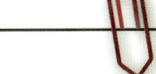

BEISPIEL: DU HAST EINE STUNDE ZEIT
 5 Minuten Aufwärmen
10 Minuten Ausdauerphase
15 Minuten Bodyforming
10 Minuten Ausdauerphase
15 Minuten Bodyforming
 5 Minuten Dehnungsphase

**BEISPIEL: DU HAST NUR EINE
HALBE STUNDE ZEIT**
 5 Minuten Aufwärmen
10 Minuten Ausdauer
10 Minuten Bodyforming
 5 Minuten Dehnung

Die Aufwärmphase

Gut aufgewärmt zu sein, ist schon der halbe Erfolg.

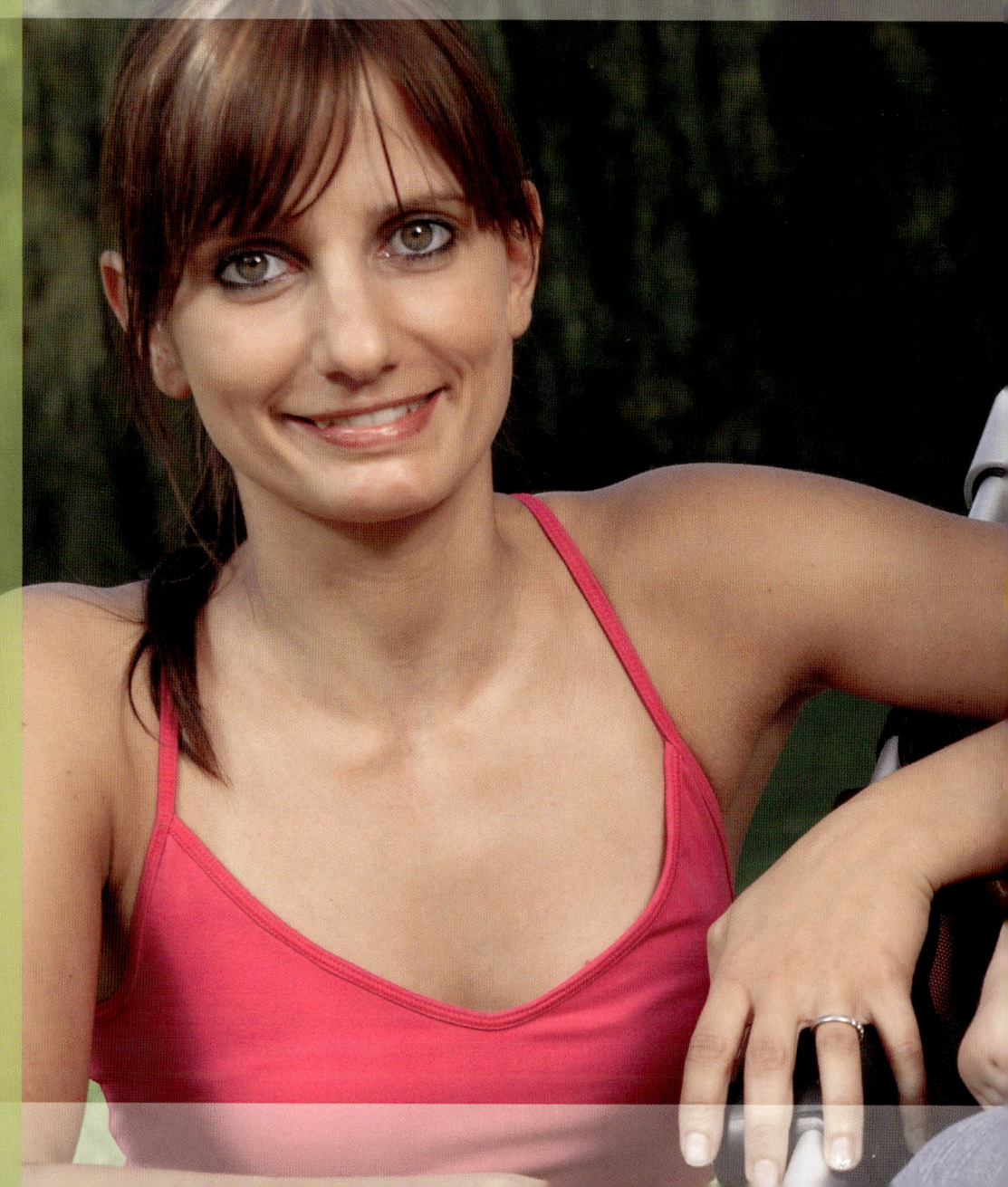

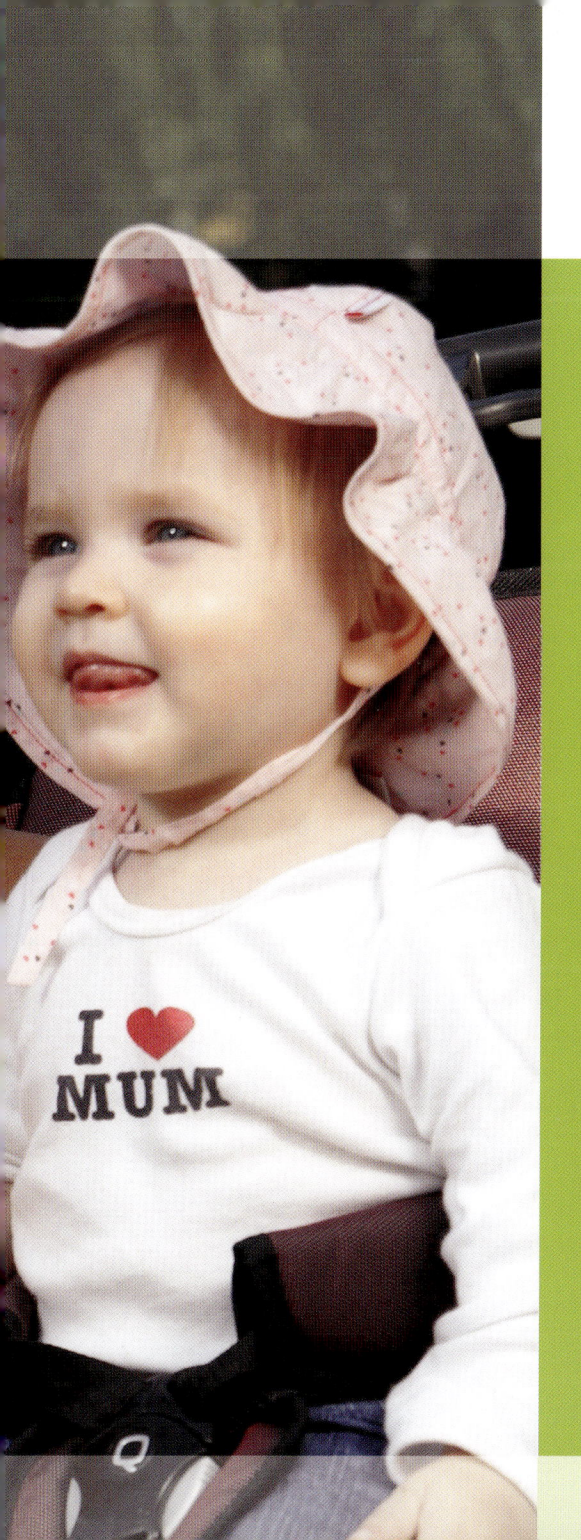

DAS WARM-UP

Hier bringst du dein Herz-
Kreislauf-System in Schwung
und bereitest deinen Körper
auf das Bodyforming vor.

Let's get started - Das Warm-Up

Beim Aufwärmen erhöht sich deine Körpertemperatur. Dadurch werden die Sehnen und Bänder elastischer und dehnbarer. Die Verletzungsgefahr nimmt ab.

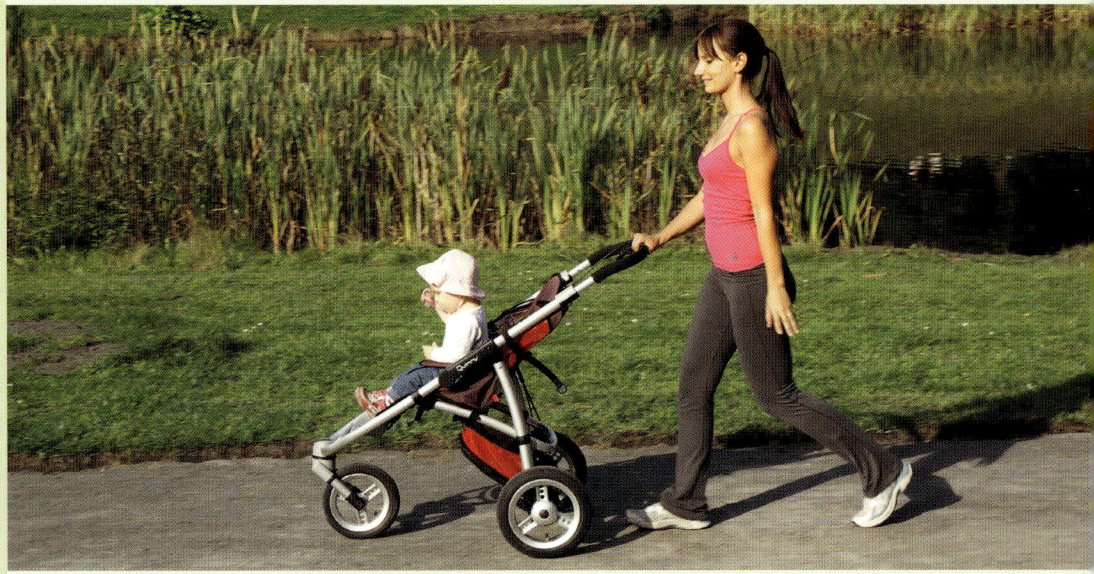

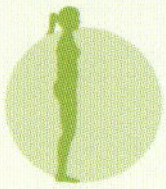

- Nimm eine Hand an den Wagen. Den anderen Arm streckst du nach unten, parallel zum Körper.
- Schaue geradeaus. Achte auf deine Haltung: Richte dich auf! Dein Oberkörper bleibt möglichst ruhig.
- Die Schultern entspannt hängen lassen.

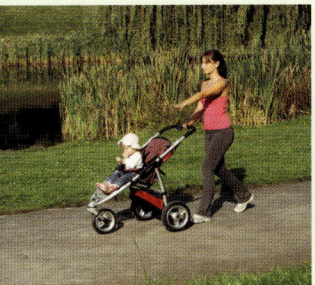 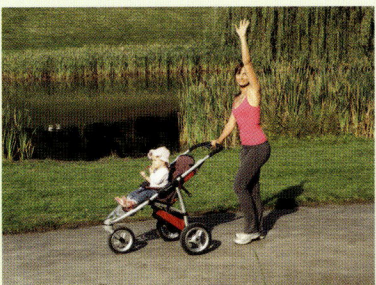 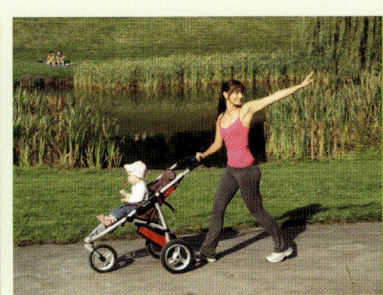

- Die Schulterblätter werden etwas nach hinten zusammengezogen, damit sich der Brustkorb weiten kann. Die Knie sind leicht gebeugt. Die Fußspitzen schauen nach vorne.
- Spanne deinen Bauch an, um ein Hohlkreuz zu vermeiden.

- Beginne nun in großen zügigen Schritten zu gehen. Setze einen Fuß nach dem anderen auf. Fange mit der Ferse an und rolle dann gleichmäßig bis zu den Zehenspitzen ab.
- Kreise dabei mit deinem gestreckten Arm von vorne nach hinten und schaue deiner Hand hinterher.

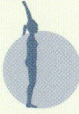

- Atme ein, wenn dein Arm nach hinten kreist.
- Atme aus, wenn er von hinten wieder nach vorne kreist.

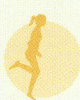

- 10 x pro Arm

Die Ausdauerphase

Hier purzeln die Pfunde.

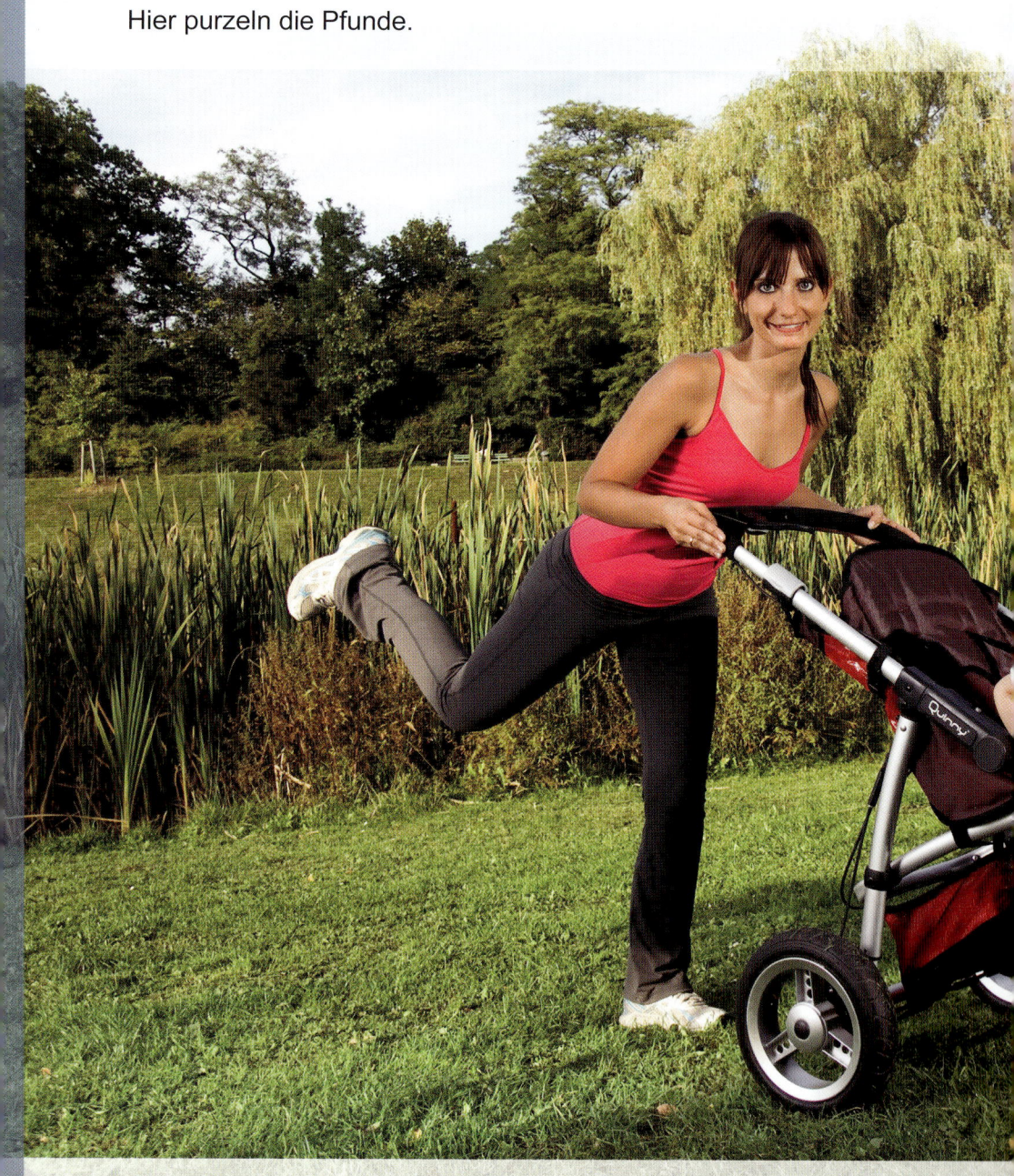

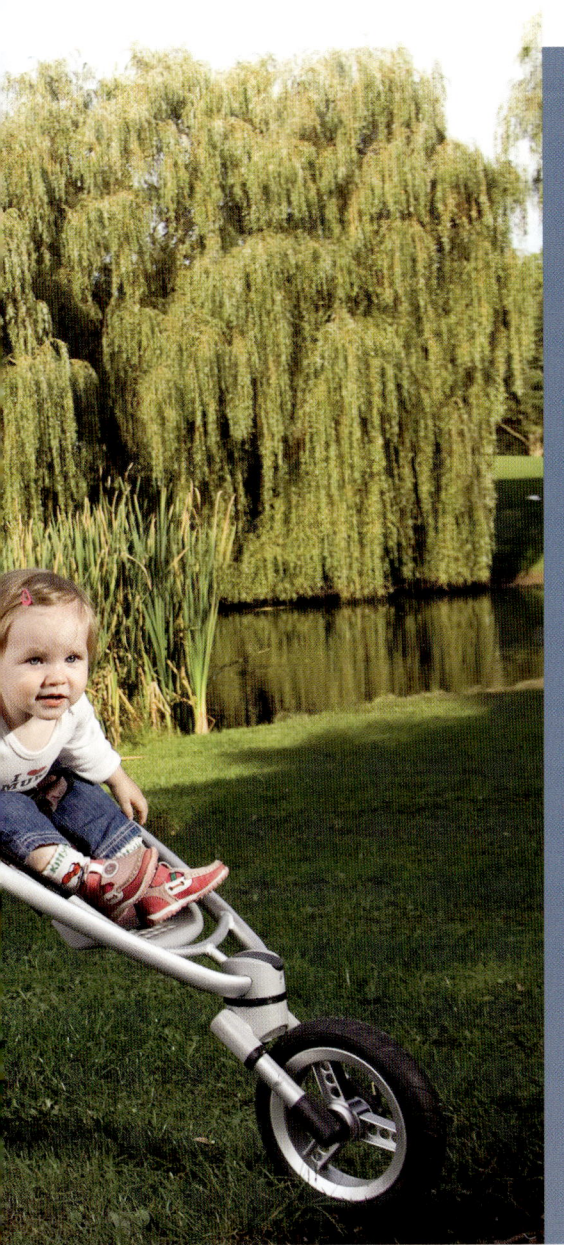

POWERWALKING

ist ein schonender Ausdauersport nach der Geburt. Sanft und effektiv, um schnell Fett zu verbrennen.

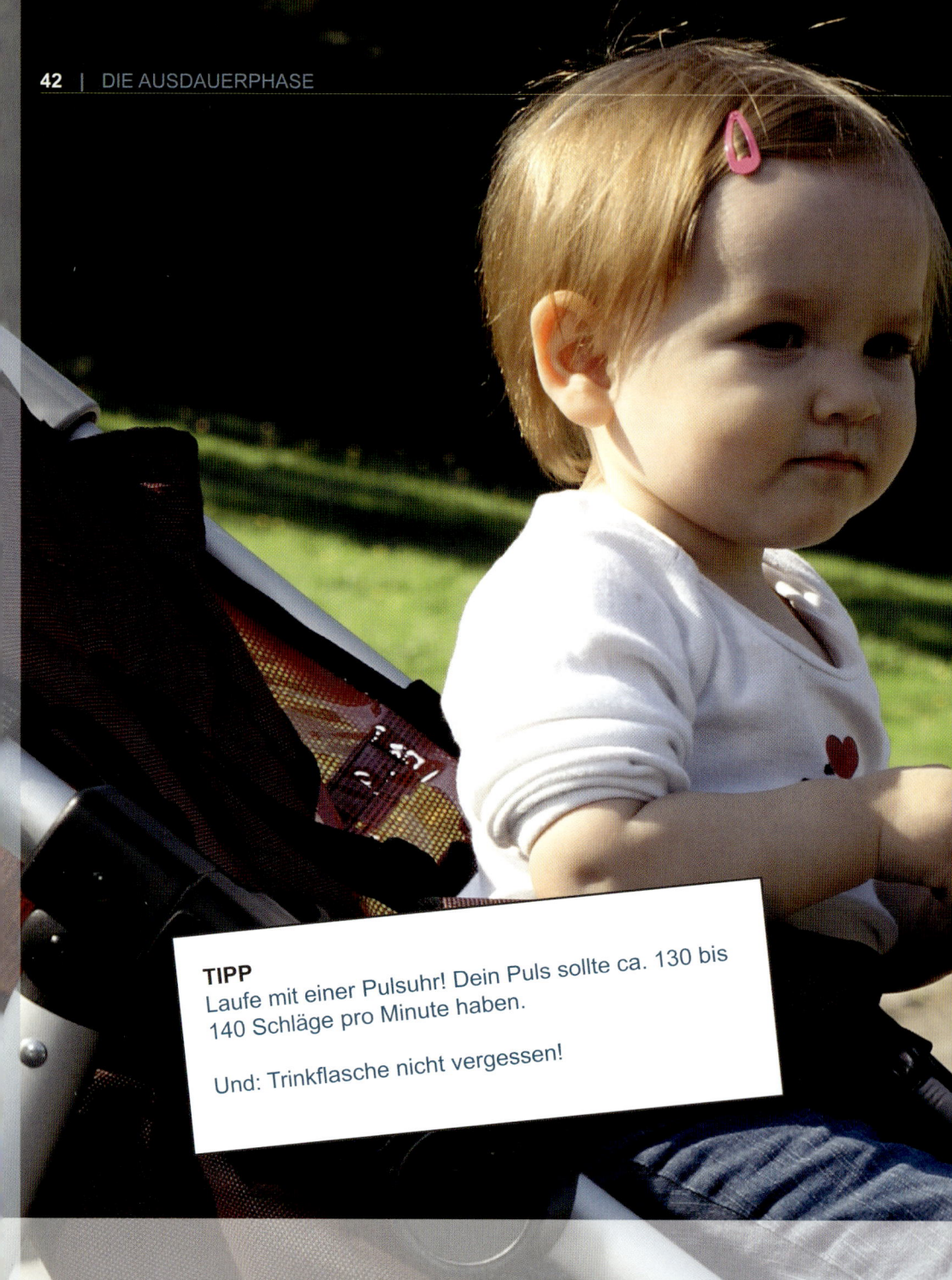

TIPP
Laufe mit einer Pulsuhr! Dein Puls sollte ca. 130 bis 140 Schläge pro Minute haben.

Und: Trinkflasche nicht vergessen!

Die Ausdauerphase

Powerwalking ist ein toller Einstieg für Untrainierte. Durch die frische Luft wirst du selbst an müden, schlappen Tagen und nach durchwachten Nächten wieder fit und munter. Und das Schönste ist: Dein Baby ist immer dabei!

Beim Walken bleibt dein Puls in der Regel im aeroben Bereich, d.h. im für die Fettverbrennung optimalen Pulsbereich. So verfügt er über ausreichend Sauerstoff. Jetzt greift dieser die ungeliebten Fettreserven an und aktiviert das für uns gute Stresshormon ACTH. Das macht auch deinen Kopf frei und den Verstand wach.

Viele Mamas fragen mich: „Kann ich nicht auch joggen? Das habe ich doch vorher auch gemacht." Selbst wenn du vor deiner Schwangerschaft regelmäßig Ausdauersport gemacht hast, muss sich dein Körper nach der Geburt erst einmal langsam an die Belastung gewöhnen.

Gelenke und Sehnen sind noch sehr weich. Denn die Gewebsauflockerung während der Schwangerschaft beschränkt sich nicht nur auf den Geburtskanal, sondern betrifft das Bindegewebe des gesamten Körpers. Und deine Gelenke mussten, vor allem am Ende der Schwangerschaft, einige Kilos mehr tragen.

Wenn du mein Training regelmäßig durchführst, kannst du sechs Monate nach der Geburt auch langsam wieder mit dem Joggen anfangen. Deine neue Ausdauerphase heißt dann: Joggen.

I'm walking - Ran an die Fettpolster

Powerwalking heizt deinem Herz-Kreislauf-System ordentlich ein, trainiert insgesamt 660 Muskeln und schont dabei die Gelenke. Im Gegensatz zum Joggen bleibt nämlich immer ein Fuß am Boden. Hüft-, Knie- und Fußgelenke tragen nur das eigene Gewicht.

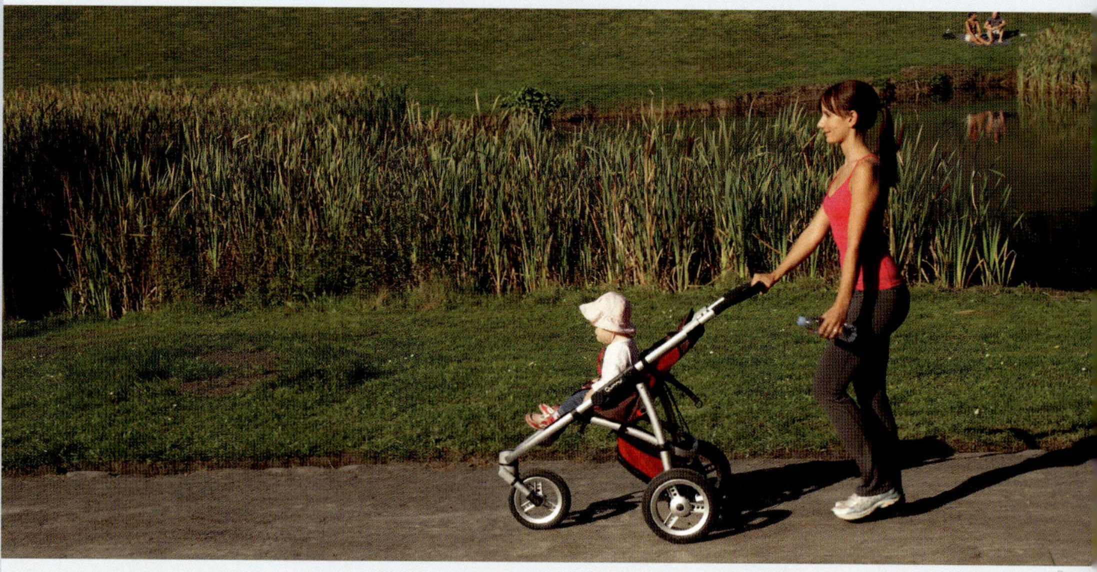

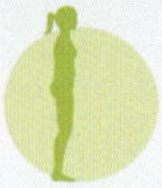

- Nimm eine Hand an den Wagen und strecke den Arm aus. Den anderen Arm streckst du seitlich am Körper nach unten.
- Der Blick ist nach vorne gerichtet. Die Haltung aufrecht. Der Oberkörper bleibt möglichst ruhig.
- Die Schultern hängen entspannt.

- Die Schulterblätter werden nach hinten zusammengezogen, damit sich der Brustkorb weiten kann.
- Die Knie sind leicht gebeugt. Die Fußspitzen schauen nach vorne.
- Spanne deinen Bauch an, um ein Hohlkreuz zu vermeiden!

- Setze einen Fuß mit der Ferse auf und rolle gleichmäßig ab bis zu den Zehenspitzen. Mache die Schritte so groß wie möglich.
- Erhöhe nach und nach dein Tempo und versuche so schnell wie möglich zu laufen. Vorsicht: nicht rennen!
- Schwinge den gestreckten Arm aktiv im Schritt-Tempo mit.
- Wechsele nach ca. zwei Minuten den Arm.
- Spanne deinen Beckenboden und deine Bauchmuskeln an!

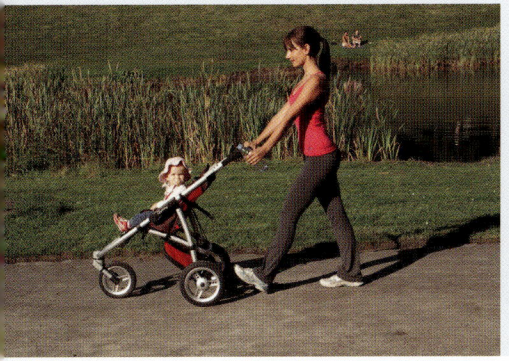
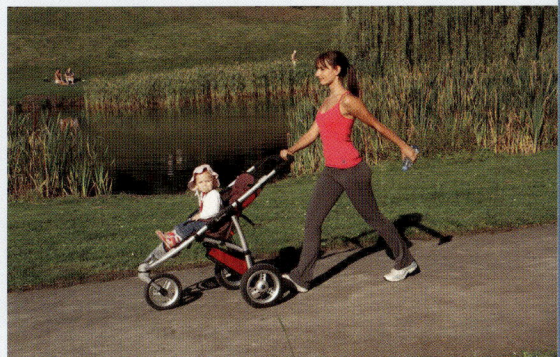

I'm walking - Ran an die Fettpolster

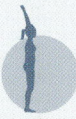

■ Atme gleichmäßig durch die Nase ein und durch den Mund aus.

■ 10 bis 15 Minuten

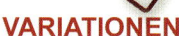

VARIATIONEN

Um das Training zu steigern, kannst du eine Flasche mit Wasser oder Sand als zusätzliches Gewicht in die Hand nehmen.

Oder du winkelst den Arm an. Der Ellenbogen sollte dazu im 90-Grad-Winkel stehen. Die Bewegung kommt nur aus der Schulter heraus.

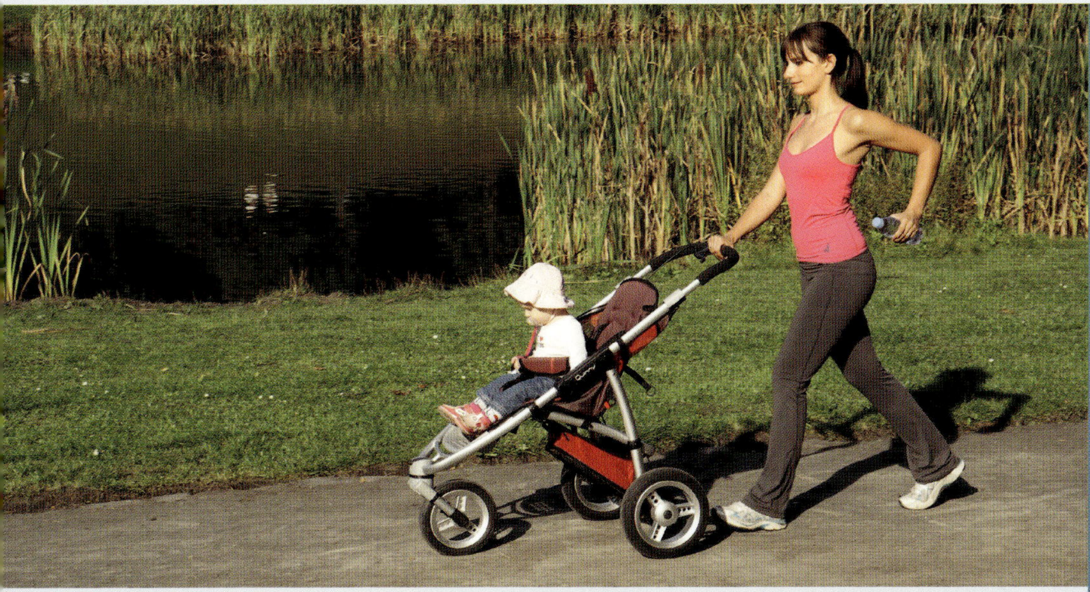

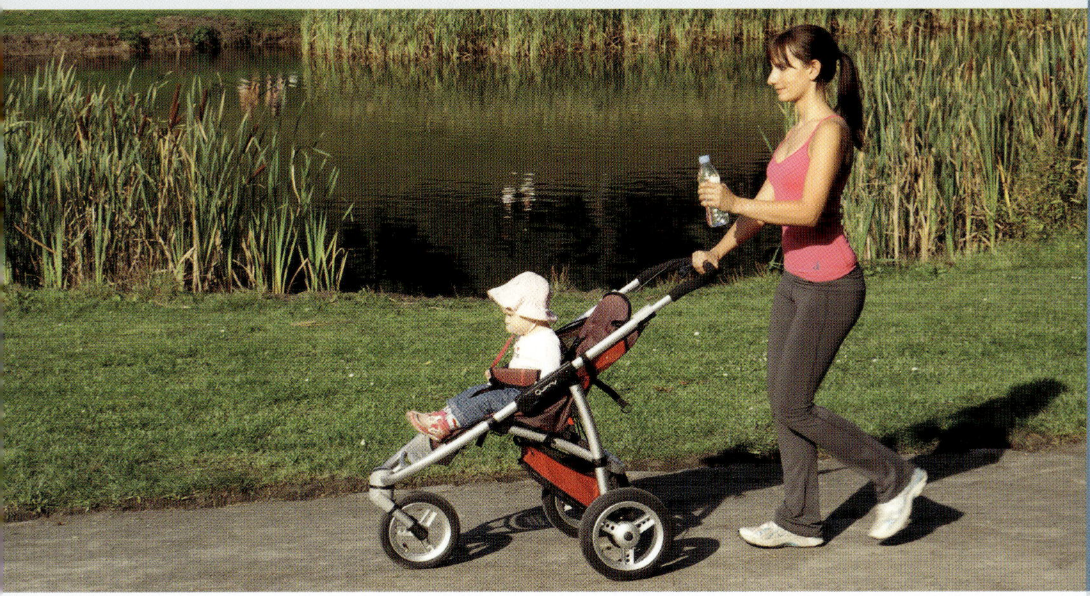

Das Bodyforming

Ran an die Problemzonen!

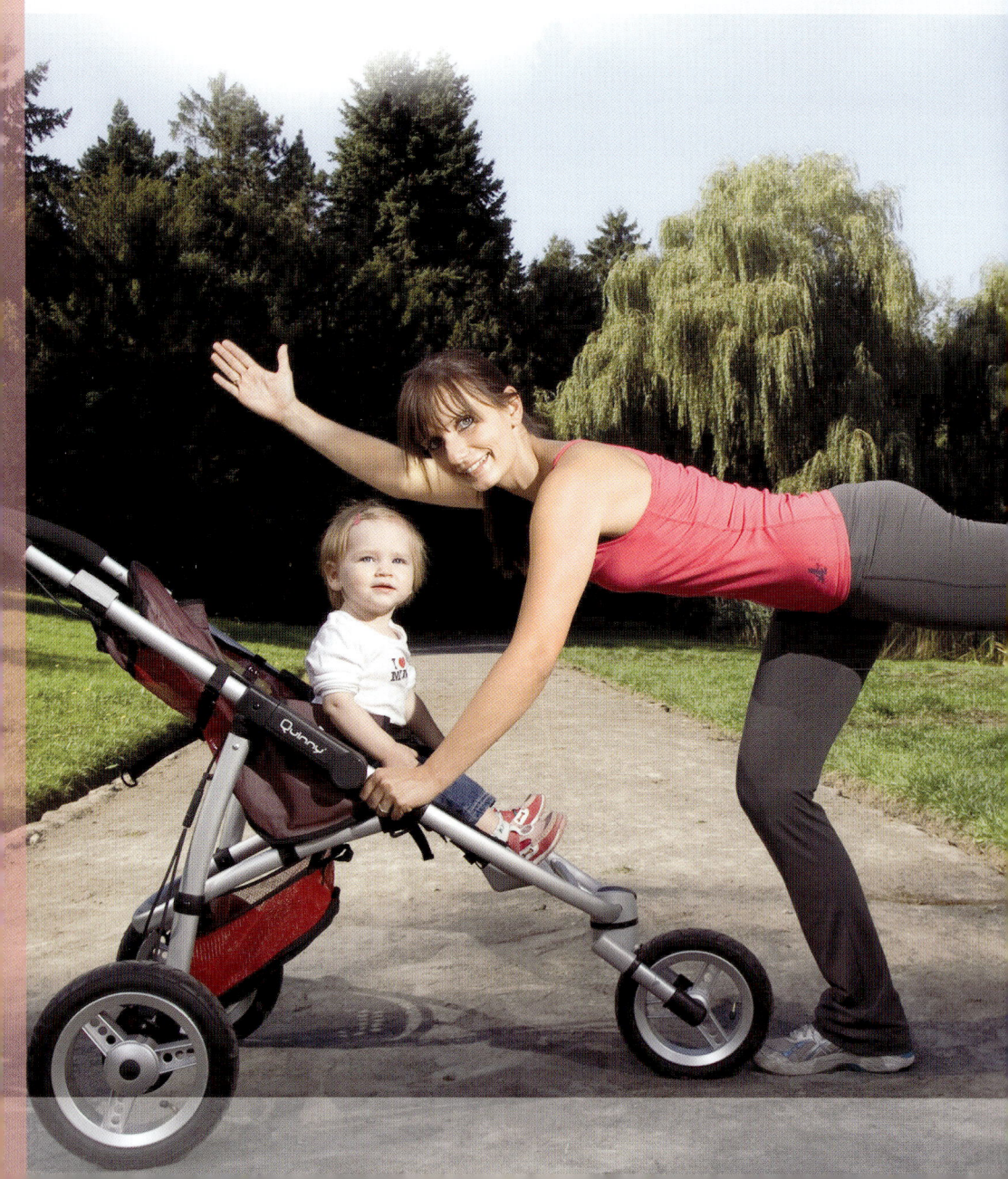

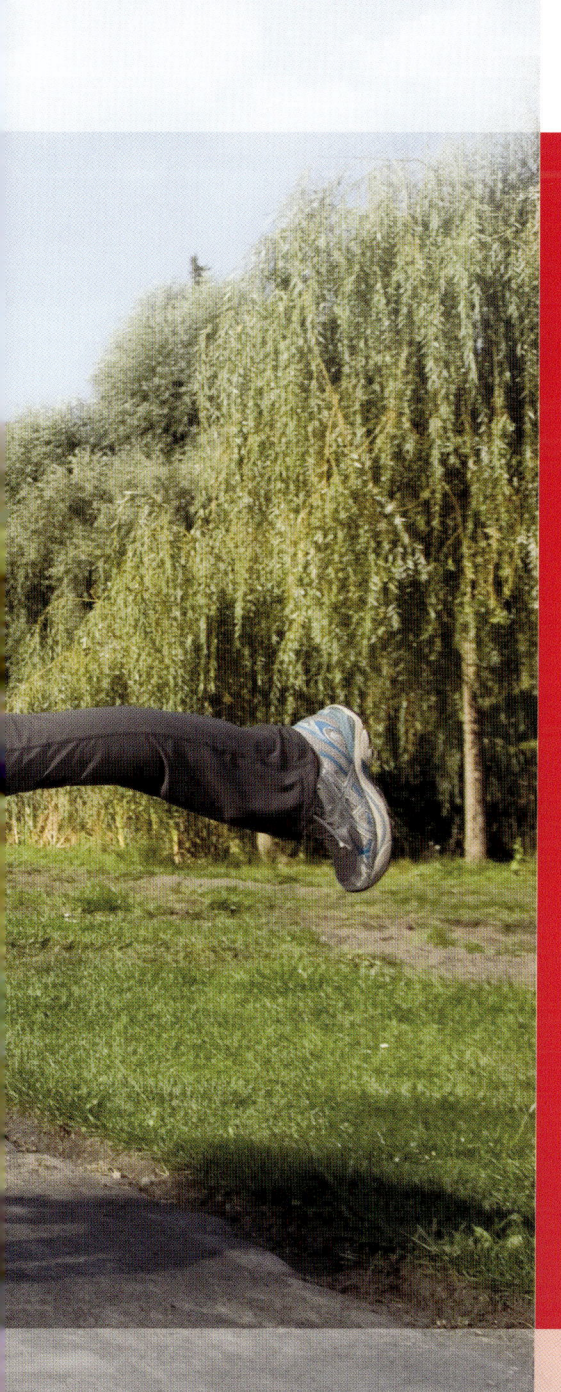

KRÄFTIGUNG

von Bauch, Beinen, Po, Rücken
sowie Arm- und Brustmuskeln.
Ein ausgeklügeltes Bodyforming
für deinen kompletten Körper.

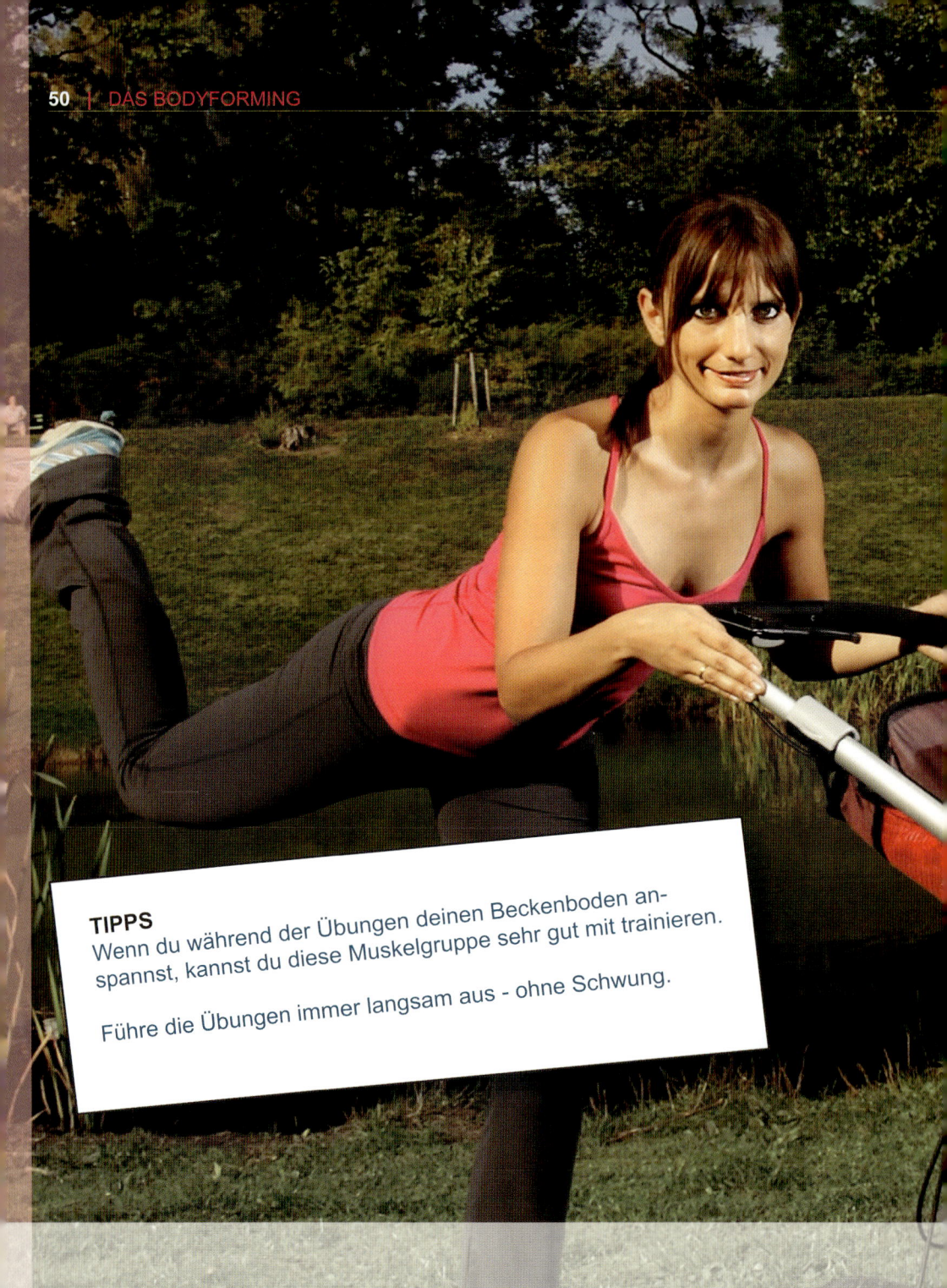

TIPPS

Wenn du während der Übungen deinen Beckenboden an-spannst, kannst du diese Muskelgruppe sehr gut mit trainieren.

Führe die Übungen immer langsam aus - ohne Schwung.

Das Bodyforming

Jede Mama ist anders. Schwangere nehmen an den unterschiedlichsten Stellen zu. Manche werdenden Mütter bekommen einfach nur einen großen Kugelbauch, andere nehmen zusätzlich an den Hüften, den Beinen, dem Po oder den Armen zu.

Leider verschwinden diese zusätzlichen Pölsterchen oft nicht von alleine. Besonders am Bauch sitzen noch die hartnäckigen Pfunde, aber auch Po und Beine, Rücken sowie Arme und Brust brauchen jetzt ein besonderes Training.

Die folgenden Übungen kräftigen und formen deinen gesamten Körper. Mit diesem Programm verbesserst du deine Körperhaltung und stärkst dein Körperbewusstsein.

Du hast somit mehr Kraft und bist belastbarer für den Alltag mit deinem Baby.

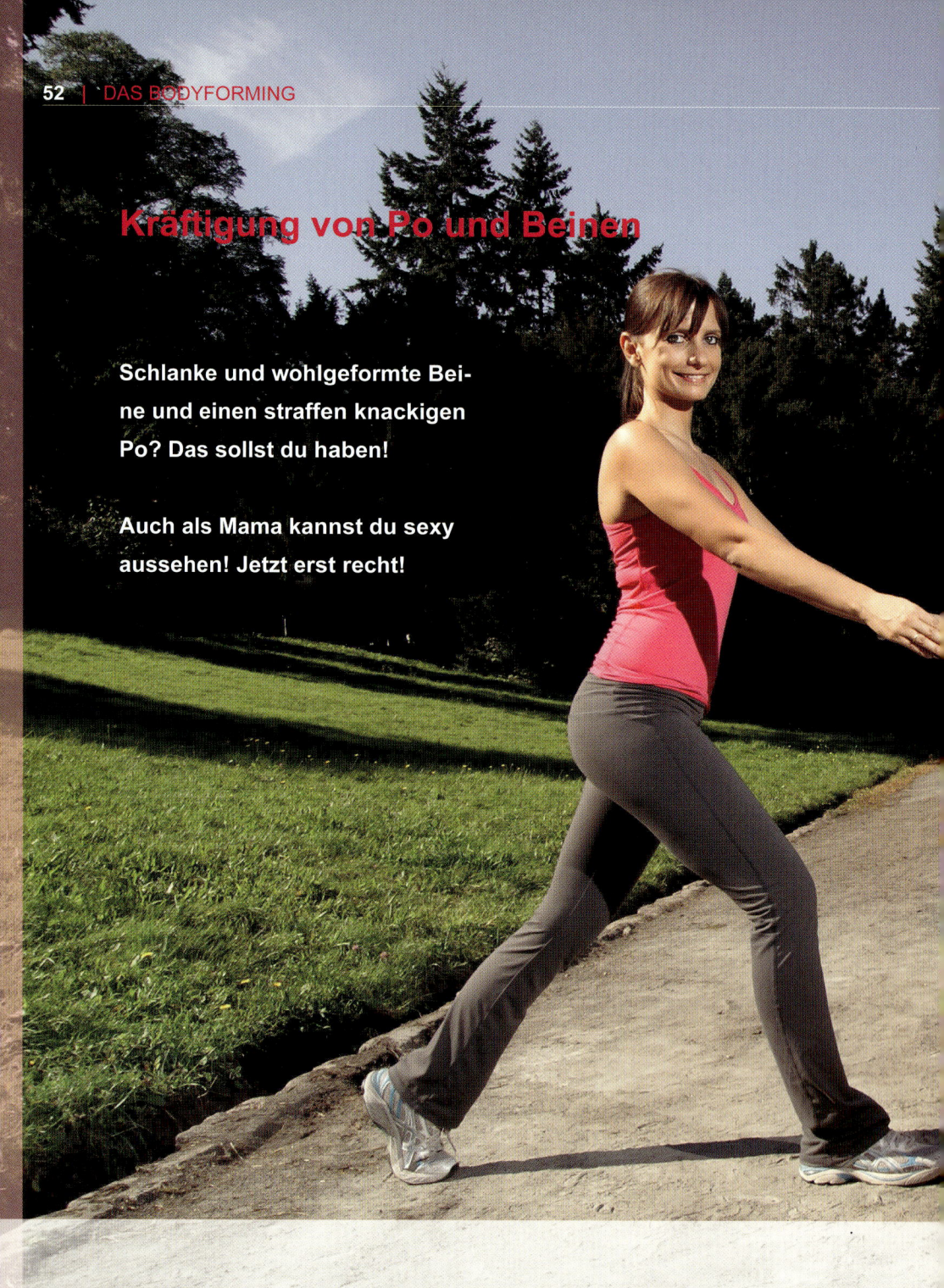

Kräftigung von Po und Beinen

**Schlanke und wohlgeformte Bei-
ne und einen straffen knackigen
Po? Das sollst du haben!**

**Auch als Mama kannst du sexy
aussehen! Jetzt erst recht!**

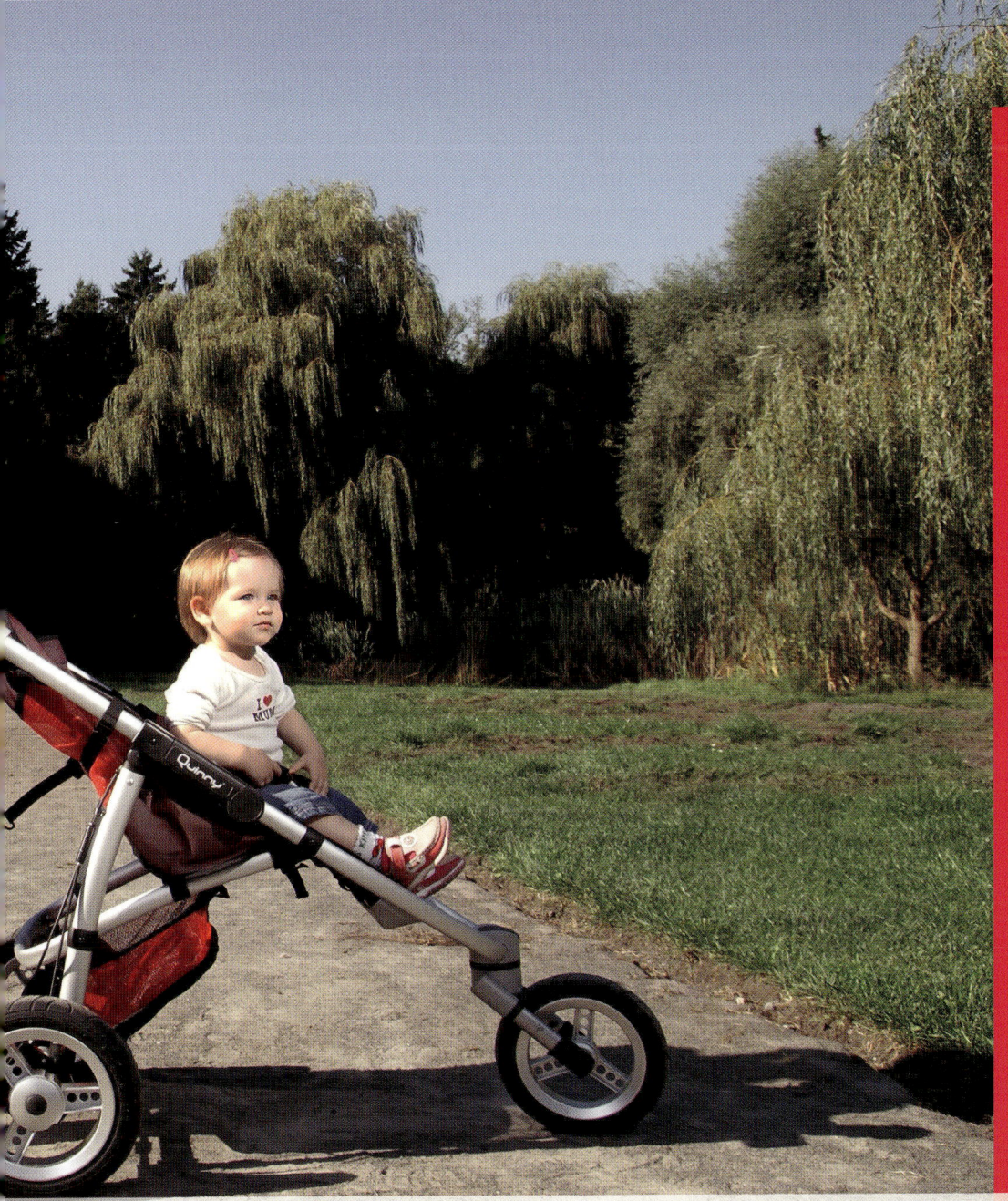

Sexy Bum - Her mit dem Knackpo

Mit dieser Übung wird dein Po gestrafft und angehoben.

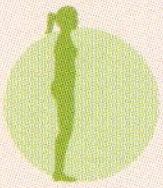

- Stell dich vor deinen Kinderwagen und schaue dein Kind an.
- Stütze dich ein wenig auf den Wagen und neige deinen Oberkörper nach vorne. Mit geradem Rücken runtergehen!

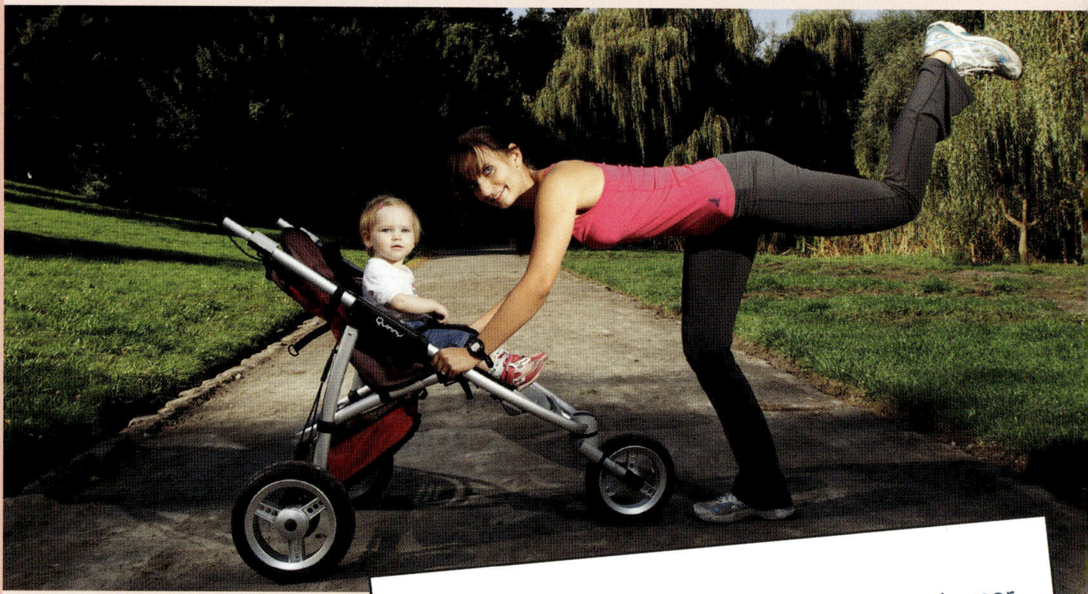

TIPP
Po-Training beim Stillen, Kochen oder wann immer du willst: Stell dir vor, du willst einen 100€-Schein zwischen deinen Pobacken festhalten. Spanne diese dazu ganz fest an.

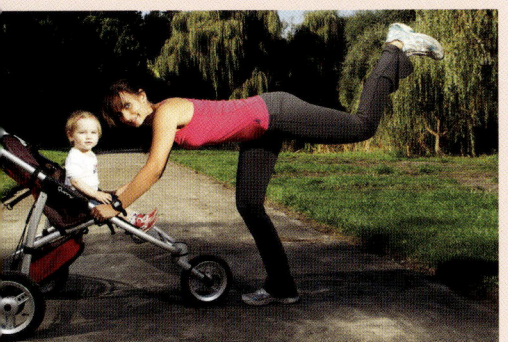
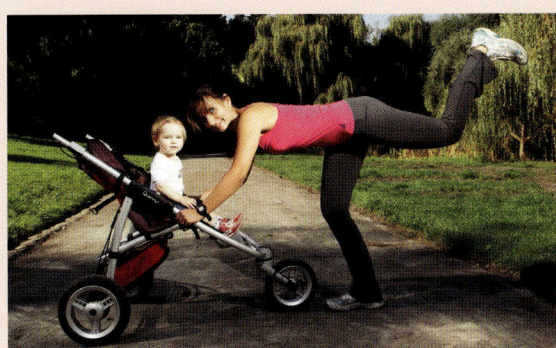

- Spanne deine Bauchmuskeln an, um deinen Rücken zu stabilisieren.
- Hebe dein Bein angewinkelt ab (Knie 90 Grad), bis dein Oberkörper mit deinen Oberschenkeln eine Linie bildet.
- Halte dein Becken stabil und lasse es nicht seitlich absinken. Führe das Bein wieder langsam nach unten. Setze es aber nicht am Boden ab.
- Dein Standbein ist leicht gebeugt.
- Achte während der Übung darauf, dass dein Becken stabil bleibt. Die Beckenspitzen müssen Richtung Boden schauen.

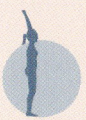

- Atme aus, wenn du das Bein abhebst.
- Atme ein, wenn du es senkst.

- Jedes Bein 2 x 20 Mal

VARIATION
Strecke dein Bein und kreise mit dem gestreckten Bein 10 Mal rechts herum und 10 Mal links herum.

Hot legs - Schöne schlanke Beine für Mama

Beim „Front squat" werden vor allem die Oberschenkel und der Po gestrafft und geformt. Zusätzlich dehnst du deine Hüftmuskeln. Das ist wichtig, da diese oft verkürzt sind. Mit der Übung trainierst du außerdem dein Gleichgewicht.

- Beide Hände befinden sich an der Lenkstange des Kinderwagens. Die Arme sind gestreckt.
- Mache einen großen Ausfallschritt nach vorne. Beide Fußspitzen schauen geradeaus.
- Achte auf einen aufrechten Oberkörper!

- Beuge beide Knie und gehe tief nach unten. Das hintere Knie zeigt Richtung Boden.
- **Achtung: Dein vorderes Knie darf nicht mehr als 90 Grad angewinkelt sein.**
- **Belaste die Ferse des vorderen Beins!**
- Nun strecke beide Beine wieder, um dich wieder nach oben zu drücken. Lass deine Beine immer leicht gebeugt, sodass du während der gesamten Übung eine Grundspannung in deinen Beinen hast.

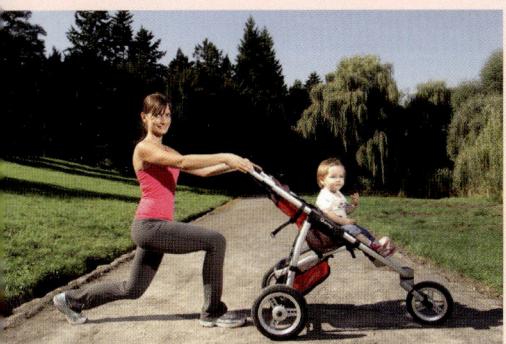 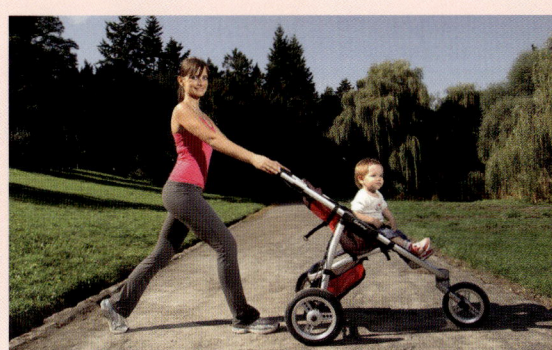

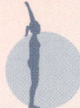

- Atme ein, wenn du deine Beine beugst und nach unten gehst.

- Atme aus, wenn du die Beine wieder streckst.

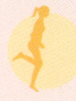

- Jedes Bein 2 x 25 Mal

TIPP
Wenn dein Baby nicht mehr sitzen will, dann nimm es bei der Übung in den Arm! So wird dein Schatz zum zusätzlichen Gewicht.

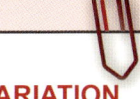

VARIATION
Um die Übung zu steigern, bleib nach den 25 Wiederholungen unten in der Beugung für ca. 20 Sekunden. Dann führe unten schnelle Mini-Bewegungen nach oben und unten aus.

Hips don't lie - Gegen die Hüftpolster

Bei dieser Übung trainierst du die Hüftmuskulatur und die tiefen Gesäßmuskeln. Dadurch wird dein Po geliftet. Die Beine werden ebenfalls trainiert, besonders die Oberschenkel. Reiterhosen haben gar keine Chance! Und: Du kräftigst und stabilisierst deine Körpermitte. Das macht eine gute aufrechte Haltung und du hast mehr Kraft.

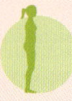

- Stell dich seitlich zum Kinderwagen. Deine Füße stehen hüftbreit auseinander.
- Lege eine Hand auf die Lenkstange des Kinderwagens.
- Nimm die andere Hand an dein Becken, um während der Übung kontrollieren zu können, ob es stabil bleibt.
- Ziehe die Schulterblätter leicht nach hinten unten.
- Deine Knie sind leicht gebeugt.
- Hebe ein Bein gestreckt zur Seite ab. Die Fußspitze zeigt nach vorne und wird Richtung Schienbein gezogen.
- Achtung: Halte dein Becken unbedingt stabil. Achte darauf, dass es nicht seitlich absinkt!

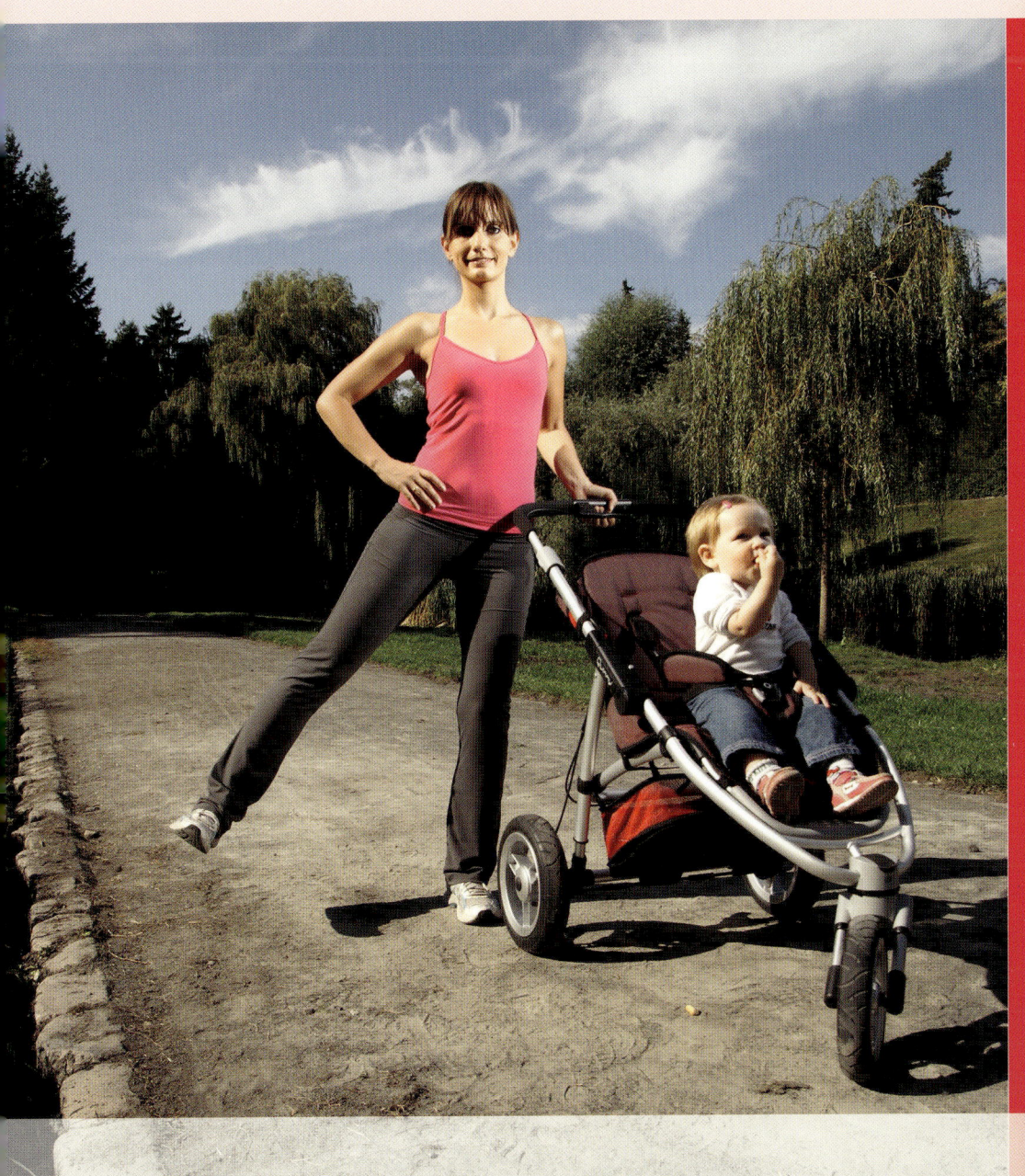

Hips don't lie - Gegen die Hüftpolster

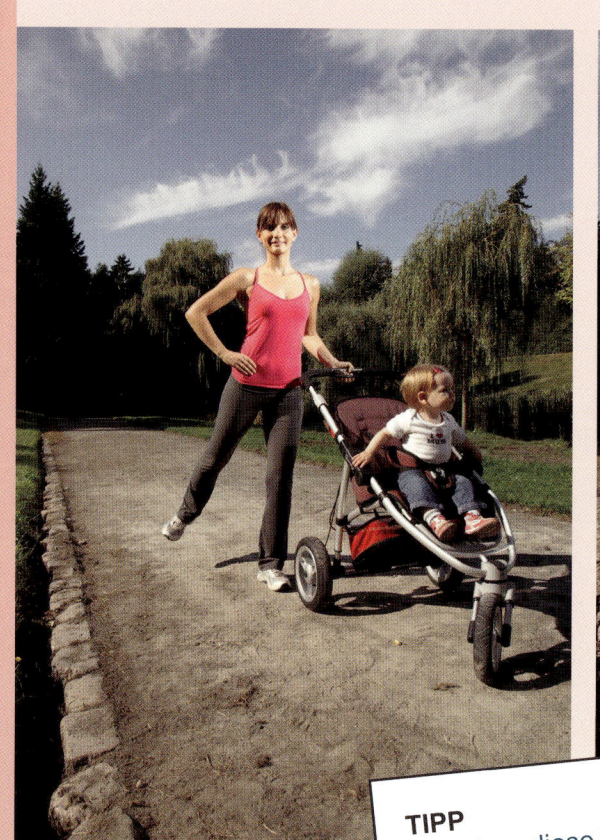

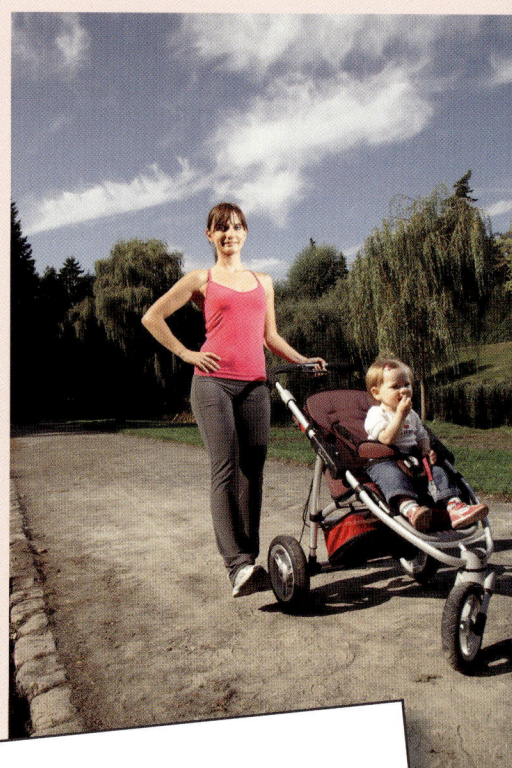

TIPP
Integriere diese Übung doch einfach mal in deinen Alltag. Sie ist perfekt geeignet beim Zähneputzen oder Kochen.

- Kreise das gestreckte Bein über die Außenseite nach hinten und über die Innenseite wieder nach vorne. Dein Standbein bleibt dabei leicht gebeugt.
- **Führe die Bewegung langsam aus!**
- **Halte deinen Oberkörper ruhig und stabil.** Spanne dazu die Bauchmuskeln und den Beckenboden an.
- Bewege das Bein nur so weit nach außen, wie du deinen Oberkörper stabil halten kannst.

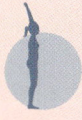

- Atme ein, wenn du dein Bein nach hinten kreist.
- Atme aus, wenn du es nach vorne kreist.

- Jedes Bein 2 x 20 Mal

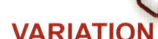

VARIATION
Hebe das Bein gestreckt zur Seite ab. Beuge und strecke nun dein Knie. Dein Oberschenkel bewegt sich dabei nicht. Achte darauf, dass er abgehoben bleibt.

Shape your body -
In wenigen Minuten zur Traumfigur

Diese Übung strafft Oberschenkel und Po in ganz besonderer Weise:
Superstraffung für die Super-Mama. Zusätzlich bekommen deine Knie
und Fußgelenke mehr Stabilität. Damit beugst du Verletzungen der
durch die Schwangerschaftshormone noch gelockerten Bänder vor.

- Halte dich mit beiden Händen an der Lenkstange des
  Kinderwagens fest.
- Lege deinen rechten Fuß auf deinen linken Oberschenkel.
  Dein rechtes Knie schaut dabei nach außen.
- Entspanne deine Nackenmuskeln, indem du deine Schultern
  Richtung Po ziehst.

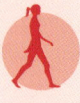

- Schiebe deinen Po nach hinten und beuge dabei dein Knie.
  Schiebe gleichzeitig den Wagen ein Stück nach vorne.
- Stell dir vor, hinter dir steht ein Stuhl, auf den du dich setzen
  willst.
- Je tiefer du gehst, desto intensiver wird die Übung.
- **Verlagere dabei dein Gewicht nach hinten, um deine Fersen
  zu belasten!**

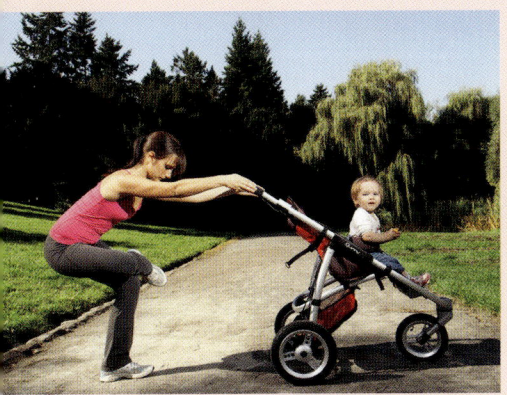
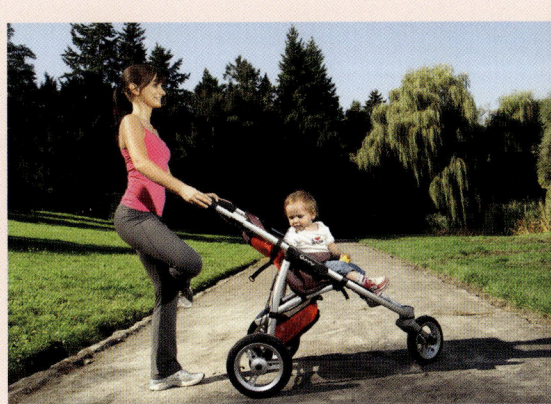

- Achte darauf, dass deine Knie nicht über die

  Fußspitzen wandern.

- Richte dich wieder auf, indem du dein Bein wieder streckst.

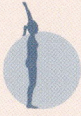

- Atme aus, wenn du in die Hocke gehst.

- Atme ein, wenn du dich wieder aufrichtest.

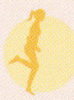

- Jede Seite 2 x 20 Mal

TIPP
Du willst schöne schlanke Waden haben?
Dann hebe doch einfach deine Ferse während der Übung vom Boden ab und führe die
Übung ohne Bodenkontakt deiner Ferse aus.

VARIATION
Nachdem du die Übung 20 Mal
wiederholt hast, bleibe für 30
Sekunden in der Hocke.

Power für den Rücken

Bis zu 40% aller Mamas leiden unter Rückenschmerzen und Beckenbodenproblemen.

Häufig treten die Schmerzen schon in der zweiten Hälfte der Schwangerschaft auf, besonders in den letzten zwei Mona- ten, in denen der Bauch noch mal richtig wächst.

Das zunehmende Gewicht be- lastet die Wirbelsäule. Dazu kommt, dass die Schwanger- schaftshormone die Ge- lenkverbindungen auflo- ckern, damit das Baby durch den engen Beckengürtel geboren werden kann.

Die werdenden Mamas spüren die Schmerzen meist im unteren Bereich des Rückens. Heftig wird der Schmerz, wenn das Kind auf den Ischias- nerv drückt.

Und nach der Geburt wird der Rücken durch das Tragen des Babies und das Hochheben oder Ablegen des Kindes weiter belastet.

Um Haltungsschäden vorzubeugen, ist es sehr wichtig, deinen Rücken zu stärken.

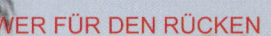

Baby Smile - Mamas Herz erstrahlt, ihr Körper wird gestählt

Diese Übung stabilisiert die Lendenwirbelsäule, d.h. den unteren Rücken. Sie sorgt für ein stabiles Becken und eine aufrechte, anmutende Haltung.

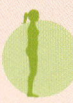

- Bei einem Buggy stellst du dich an das Fußende mit Blick zum Baby. Bei einem Kinderwagen stellst du dich an die Seite, sodass du dein Baby ansehen kannst.

- **Kommuniziere während der Übung mit deinem Schatz.** Dein Baby wird die Zuwendung sicher genießen und dich anlächeln. Du trainierst und dein Baby hat Spaß!

- Stell deine Füße hüftbreit auseinander und nimm deine Hände seitlich an den Kopf.

- Stell dir vor, hinter dir steht ein Hocker, auf den du dich setzen willst. Beuge die Knie und schiebe deinen Po weit nach hinten.

- Kippe dein Becken leicht nach vorne, um den Rücken gerade zu halten. Stell dir vor, dass an deinen Sitzbeinhöckern zwei Scheinwerfer befestigt sind, die nach oben in den Himmel leuchten sollen.

- Dein Hals ist in Verlängerung zu deiner Wirbelsäule. Dein Blick geht Richtung Boden.

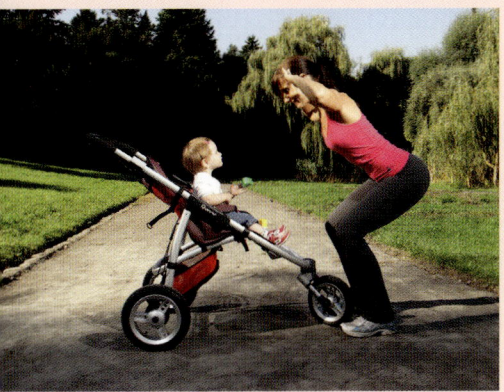 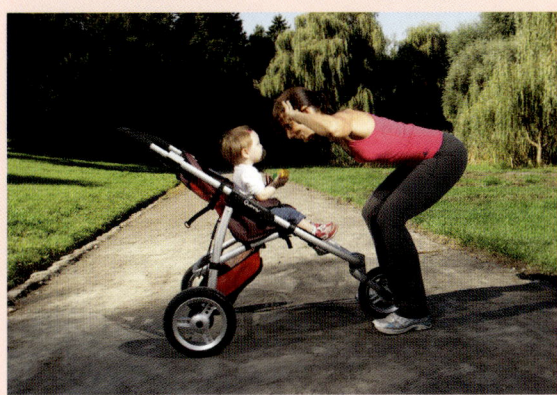

- Senke deinen Oberkörper langsam ab, um näher zu deinem Baby zu kommen, und hebe ihn dann langsam wieder hoch in die Ausgangsposition.

- Halte während der gesamten Übung deinen Rücken gerade. Stell dir vor, dass ein Brett von deinem Kopf bis zu deinem Po an deinem Rücken befestigt ist. Die Auf- und Abbewegungen sind nur klein. Es findet keine Bewegung in den Beinen statt!

- Atme ein, wenn du langsam herunter gehst.
- Atme aus, wenn du wieder hoch gehst.

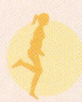

- 2 x 20 Mal

TIPP
Diese Übung kannst du auch zu Hause über dem Bettchen deines Babies ausüben.

Arms up in the air - Für einen starken Rücken

Hierbei trainierst du die gesamte Rückenmuskulatur. Und: Deine Beckenstabilität verbessert sich.

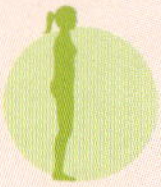

- Beide Hände befinden sich an der Lenkstange des Kinderwagens. Deine Arme sind gestreckt.
- Deine Füße stehen hüftbreit auseinander. Beuge deine Beine und schiebe den Po dabei nach hinten. Stell dir vor, du willst dich auf einen Stuhl setzen, der hinter dir steht.
- Deine Knie befinden sich über den Fußballen.

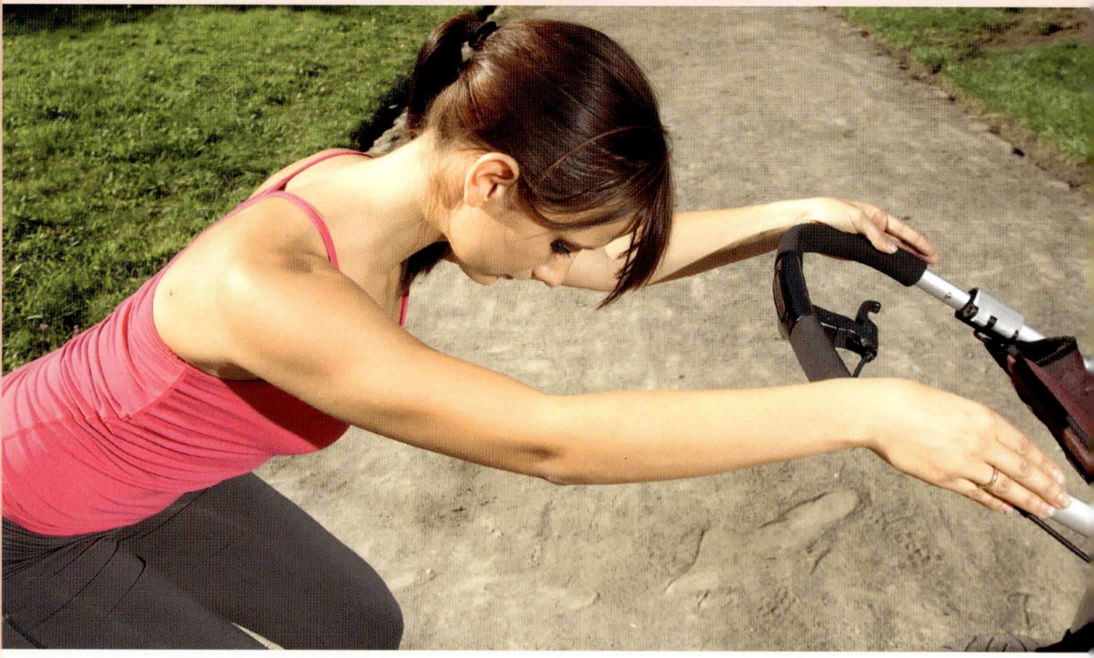

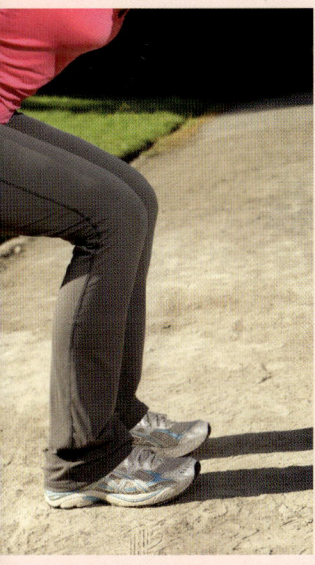 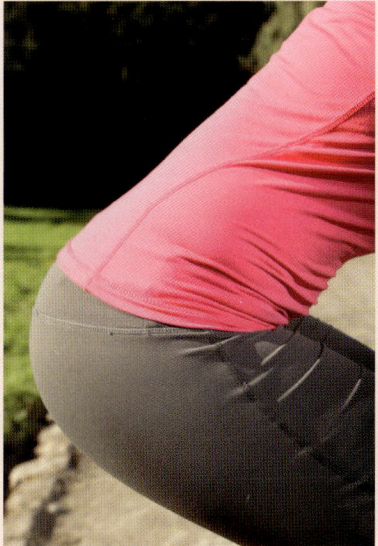 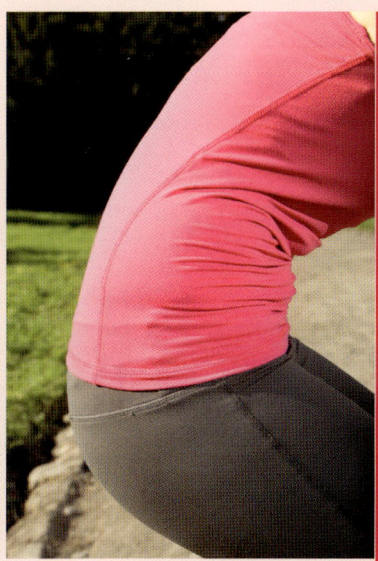

RICHTIG   **RICHTIG**   **FALSCH!**

- Achte darauf, dass die Knie nicht über die Fußspitzen hinaus gehen. Belaste deine Fersen.
- Dein Rücken ist gerade und lang. Ziehe deine Sitzbeinhöcker nach oben in Richtung Himmel.
- Halte deine Halswirbelsäule gerade, richte deinen Blick dafür nach unten Richtung Boden.

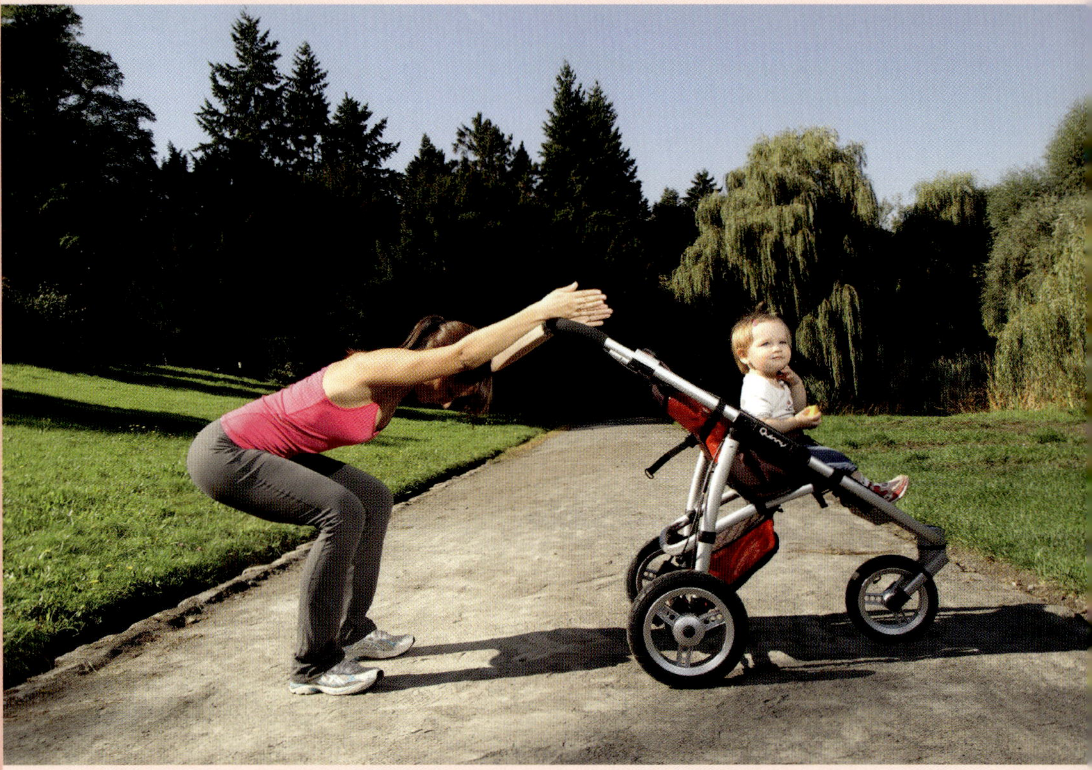

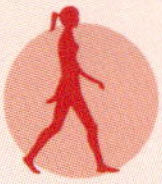

- Hebe beide Arme gestreckt von der Lenkstange ab. Die Handflächen schauen sich an.

- Halte deinen Oberkörper dabei ruhig und stabil.

- Bewege deine gestreckten Arme langsam wieder Richtung Lenkstange und berühre sie leicht, ohne dabei deine Hände abzulegen. Bewege nur deine Arme. Deine Beine und dein Rücken bleiben in der Ausgangsposition.

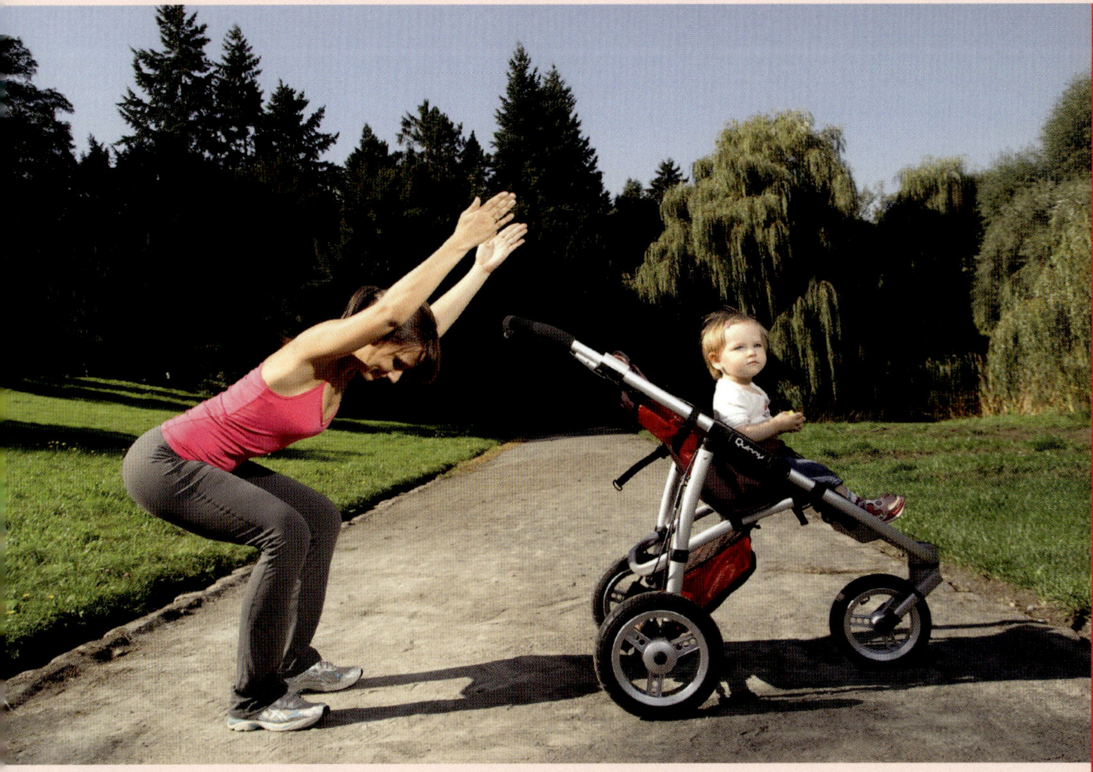

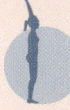

- Atme aus, wenn du deine Arme abhebst.

- Atme ein, wenn du sie senkst.

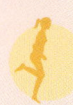

- 2 x 20 Mal

VARIATION

Hebe beide Arme wieder gestreckt von der Lenkstange ab. Die Handflächen schauen sich an. Führe die Arme nun über die Seite nach hinten, bis sich die Hände über dem Po berühren. Führe dann die Arme über die Seite wieder nach vorne, bis sich die Hände über dem Kopf berühren.

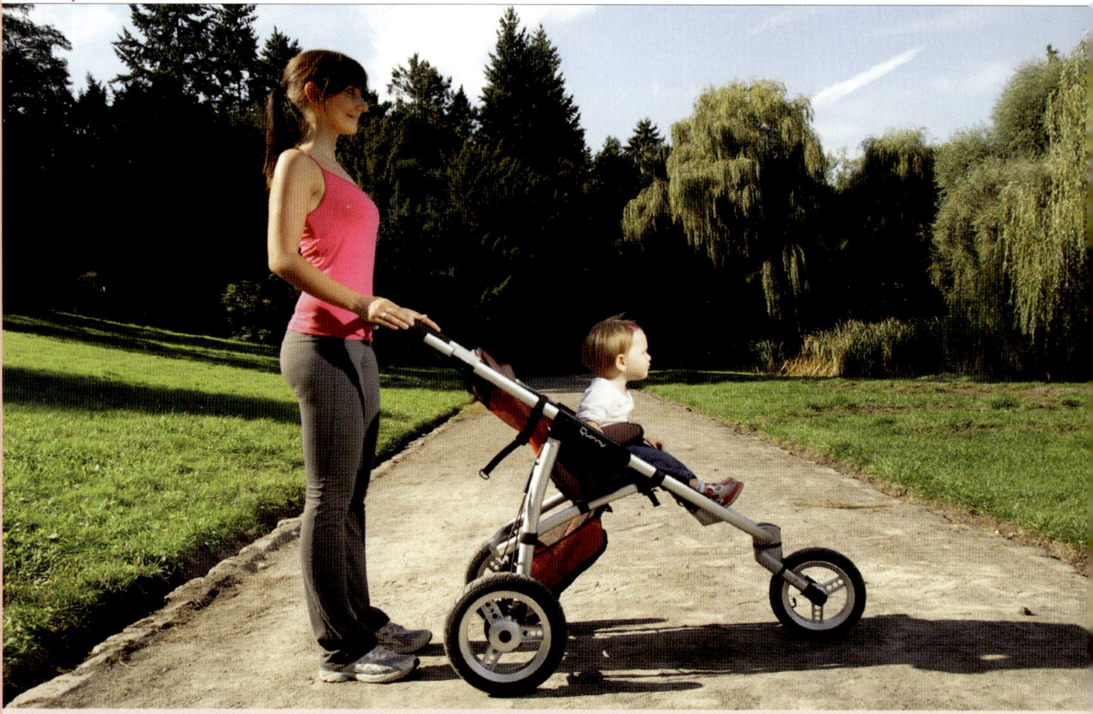

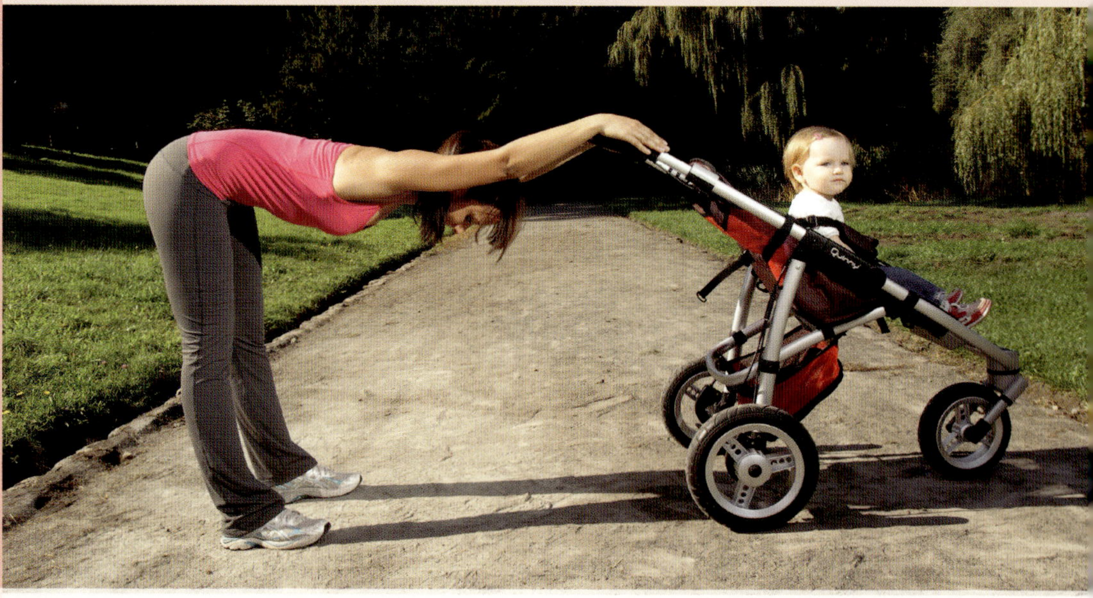

Roll up - Eine Frage der Haltung

Beim „Roll up" wird dein Rückenstrecker trainiert. Das sind die Muskeln, die sich vom Becken entlang der kompletten Wirbelsäule bis hoch zum Kopf erstrecken. Sie dienen der Aufrichtung und Stabilisierung der Wirbelsäule. Wer sie trainiert, verbessert seine Haltung. Diese Übung sorgt außerdem für entspannte Schultern und dehnt die hinteren Beinmuskeln.

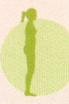

- Du stehst vor dem Buggy, beide Hände liegen auf der Lenkstange. Deine Füße stehen hüftbreit auseinander.

- Schiebe den Buggy nach vorne, gehe mit geradem Rücken mit, bis sich dein Oberkörper parallel zum Boden befindet. Halte während der gesamten Vorwärtsbewegung deinen Rücken gerade. Die Bewegung kommt nur aus der Hüfte.

- Deine Halswirbelsäule bildet zusammen mit deinem Rücken und deinen gestreckten Armen eine Linie. Dein Rücken ist jetzt so gerade, dass du zwei Wassergläser darauf abstellen könntest.

- Bringe die Belastung nach hinten auf deine Fersen und halte die Beine gestreckt, um die hinteren Beinmuskeln zu dehnen.

Roll up - Eine Frage der Haltung

- Um wieder nach oben in die Ausgansposition zu kommen, **rollst du dich langsam – Wirbel für Wirbel – auf.**

- Die Bewegung beginnt im Becken, der untere Rücken wird rund. Dann rollst du weiter hoch zur Brustwirbelsäule und zum Schluss rollst du deinen Kopf nach oben und richtest dich auf.

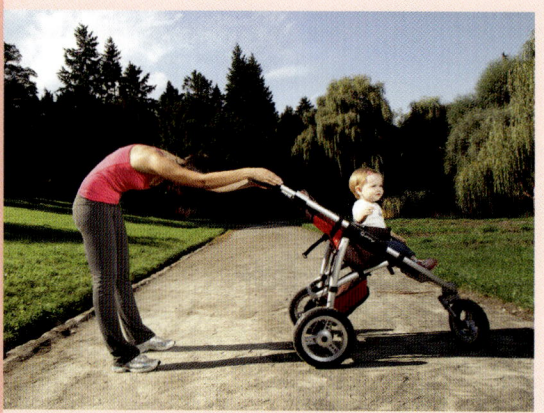
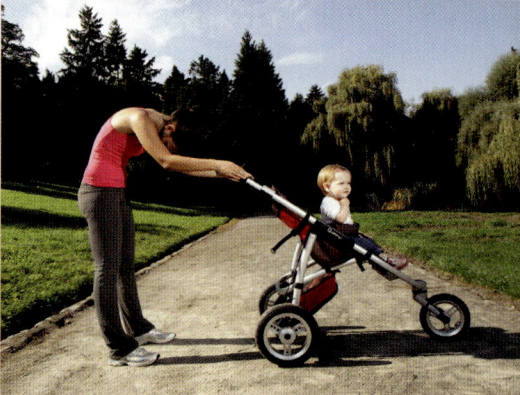

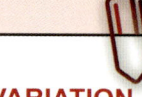

VARIATION
Wenn dein Rücken akut verpannt ist, dann baue diese Übung doch einfach mal schnell in deinen Alltag ein. Sie lässt sich nämlich auch ohne Kinderwagen durchführen.

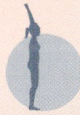

- Atme aus, wenn dein Rücken gerade nach vorne geht.

- Atme ein, während du die Dehnung hältst.

- Atme aus, wenn du dich aufrollst.

- Atme ein, während du dich aufrichtest und lang machst.

- 10 Mal

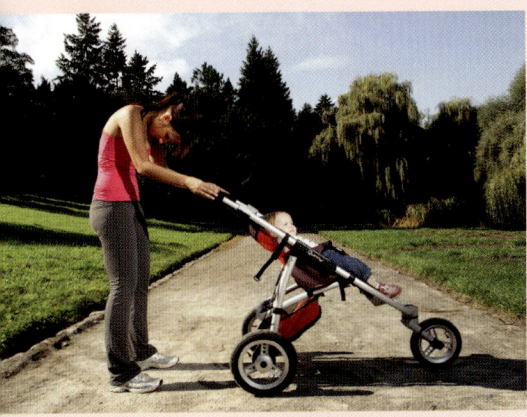
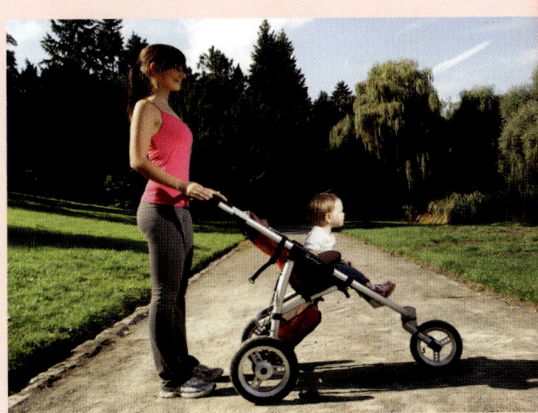

TIPP

Falls du vom Stillen oder Tragen des Babies verspann-
te Nackenmuskeln haben solltest, dann lege eine
Wärmflasche oder ein warmes Kirschkernkissen in
deinen Nacken. Und dann zehn Minuten entspannen
und durchatmen.

Beautiful back - Mamas entzückender Rücken

Mit der „Diagonale" trainierst du deinen gesamten Rücken und stabilisierst dein Becken.

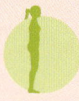

- Bei einem Buggy stellst du dich an das Fußende, bei einem Kinderwagen an die Seite, **sodass dir dein Baby während der Übung zuschauen kann**.
- Stütze dich leicht mit beiden Händen am Wagen ab. Dabei befinden sich deine Schultern über deinen Händen.
- Halte deine Wirbelsäule gerade. Schiebe deine Sitzbeinhöcker zusammen mit deinem Po nach oben, Richtung Himmel. So bekommst du einen langen, gestreckten Rücken.
- Deine Halswirbelsäule bildet eine Linie mit deinem Rücken. Dein Blick ist nach unten gerichtet, zu deinem Baby.
- Spanne deinen Bauch und deinen Beckenboden an.

- Hebe deinen rechten Arm und dein linkes Bein gestreckt ab, ohne dass du Gewicht auf den Buggy gibst.
- Ziehe jetzt deinen Arm und dein Bein so weit nach oben, dass Arm, Bein und Rücken eine Linie bilden.

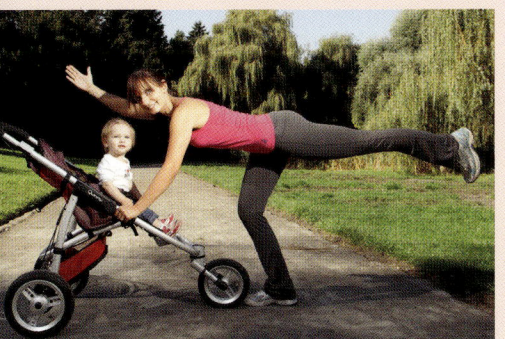
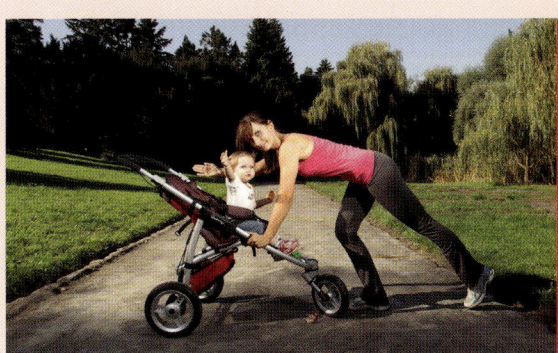

- Achte darauf, dass deine linke Hüftseite nach unten zum Boden schaut und nicht mit dem Bein nach oben heraus dreht.

- Führe dann Arm und Bein wieder langsam nach unten Richtung Boden, ohne sie abzusetzen.

- Stell dir vor, dass hinten auf deinem Becken zwei gefüllte Wassergläser stehen, die während deiner Bewegung nicht umkippen dürfen!

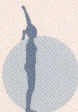

- Atme aus, wenn Arm und Bein nach oben gehen.

- Atme ein, wenn du sie wieder absenkst.

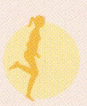

- Jede Seite 15 Mal

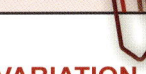

VARIATION

Statt deinen Arm und dein Bein gestreckt nach unten zu führen, beugst du Arm und Bein und führst Ellenbogen und Knie unter dem Bauch zusammen. Dann gehst du wieder zurück nach oben in die Streckung.

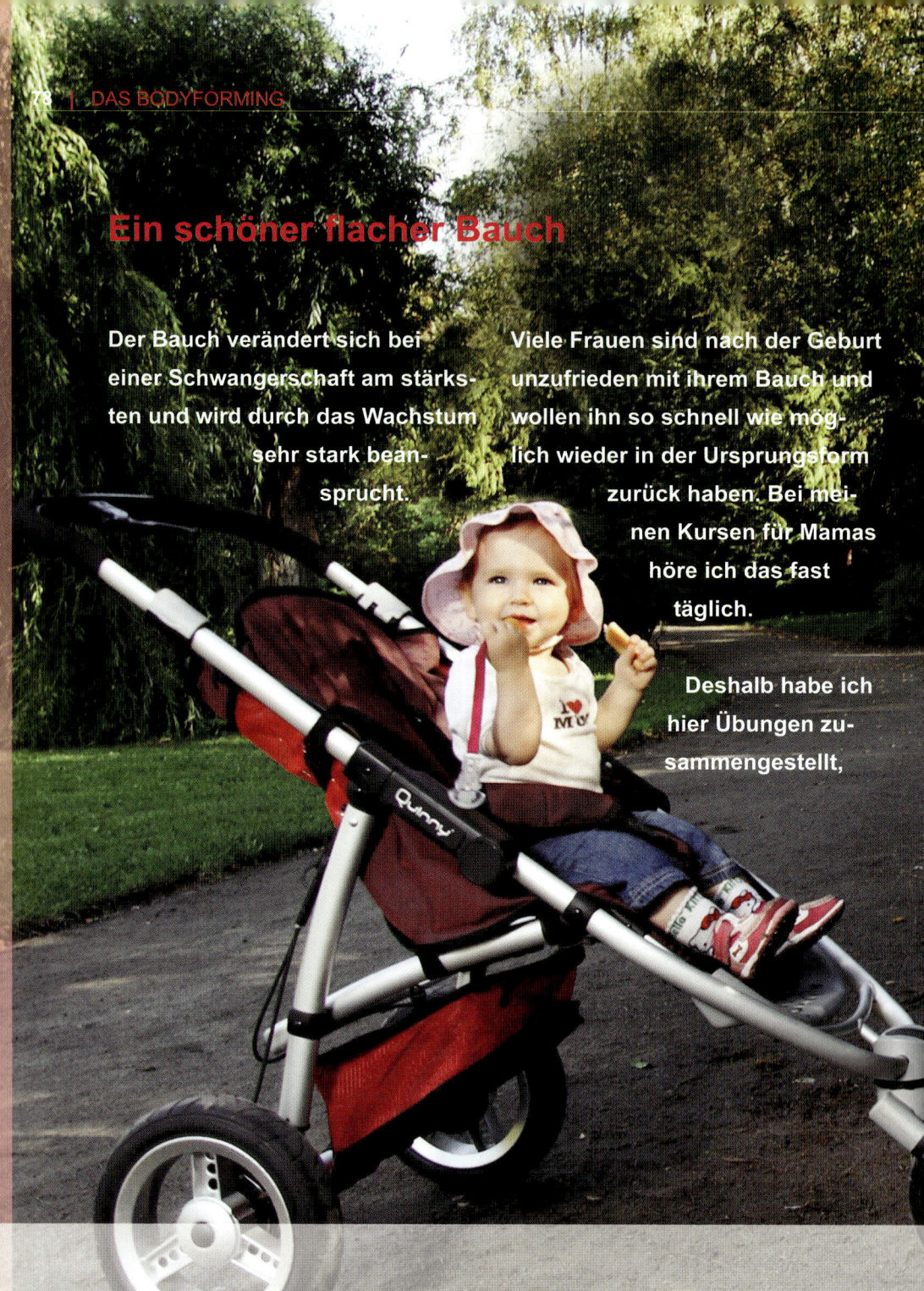

Ein schöner flacher Bauch

Der Bauch verändert sich bei einer Schwangerschaft am stärksten und wird durch das Wachstum sehr stark beansprucht.

Viele Frauen sind nach der Geburt unzufrieden mit ihrem Bauch und wollen ihn so schnell wie möglich wieder in der Ursprungsform zurück haben. Bei meinen Kursen für Mamas höre ich das fast täglich.

Deshalb habe ich hier Übungen zusammengestellt,

die dir helfen, wieder einen flachen und straffen Bauch zu bekommen. Wenn du regelmäßig trainierst, wirst du schnell ein tolles Resultat sehen. Dein Selbstbewusstsein wird ebenfalls davon profitieren.

WICHTIG

Bei allen Übungen für den Bauch ist es sehr wichtig, dass du deinen Beckenboden anspannst und deinen Bauchnabel fest nach innen ziehst, in Richtung Wirbelsäule. Führe die Übungen bitte nur so lange aus, wie du diese Grundspannung halten kannst. Wenn du sie verlierst, mache eine Pause und steige dann wieder neu ein.

Waist so skinny - Der Taillenstraffer

Diese Übung zaubert eine schlanke Taille, weil die schrägen Bauchmuskeln trainiert werden. Durch die leichte Anspannung aktivierst du
gleichzeitig die geraden Bauchmuskeln. Und: Deine Wirbelsäule wird
mobilisiert.

- Stell dich seitlich zum Kinderwagen. Für einen sicheren Stand
  kannst du dich mit einer Hand daran festhalten.

- Stell dir vor, dass du zwischen zwei Wänden stehst, die direkt
  vor und hinter dir entlang laufen.

- Lege deine andere Hand seitlich an den Kopf, dein Ellenbogen
  schaut dabei zur Seite.

- Stell deinen äußeren Fuß auf und winkle dein Bein an, drehe
  dein Knie dabei nach außen.

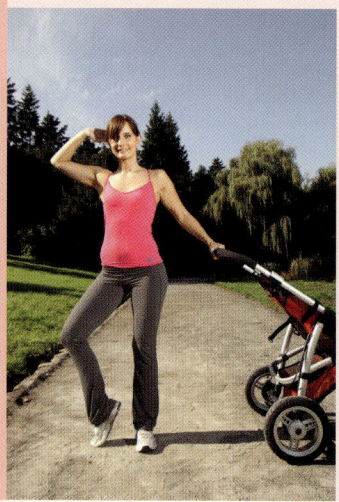
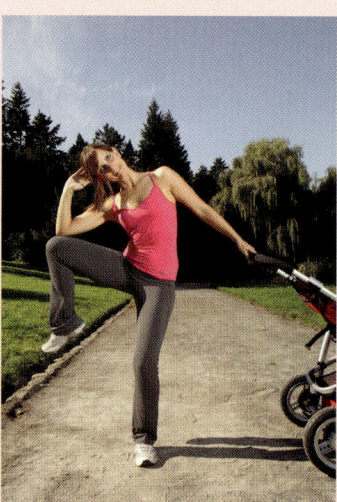
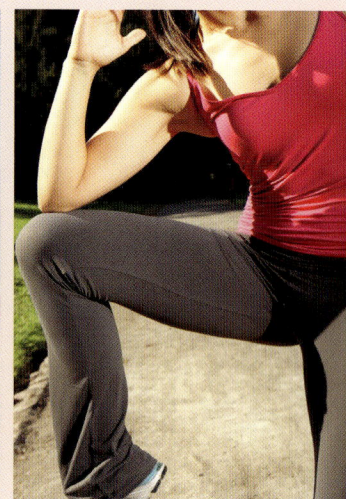

- **Spanne deinen Beckenboden und deine Bauchmuskeln an!**
- Hebe dein angewinkeltes Bein bis zur Höhe deiner Hüfte ab. Neige gleichzeitig deinen Oberkörper zur Seite in Richtung Knie, bis sich Ellenbogen und Knie berühren.
- Senke das Bein, ohne den Boden zu berühren, und richte dich dann wieder auf.
- Hole dabei deine ganze Kraft aus dem Bauch.
- **Denke immer daran: Die Bewegung findet zwischen zwei imaginären Wänden statt!**

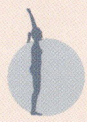

- Atme aus, wenn du dein Bein anhebst und dich zur Seite neigst.
- Atme ein, wenn du es absenkst und deinen Oberkörper wieder aufrichtest.

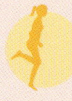

- Jede Seite 15 Mal

TIPP
Lachen ist ein tolles Bauchmuskeltraining. Rumalbern mit deinem Baby fördert also nicht nur eure Bindung, sondern ist auch gut für deine Figur. Ebenso das Singen. Es beruhigt außerdem dein Baby und macht dich wach.

Bank Twist - Auf der Parkbank zum Traumbauch

Diese Übung trainiert die schrägen Bauchmuskeln, strafft deine Taille und steigert die Beweglichkeit des Beckens. Für den „Bank Twist" musst du dich hinsetzen - auf die nächste Parkbank oder eine Mauer.

WICHTIG
Den „Bank Twist" solltest du erst 12 Wochen nach der Geburt machen. Die Wiederholungszahl ist nur ein Richtwert. Führe die Übung nur so lange aus, wie du die Spannung in Beckenboden und Bauch halten kannst.

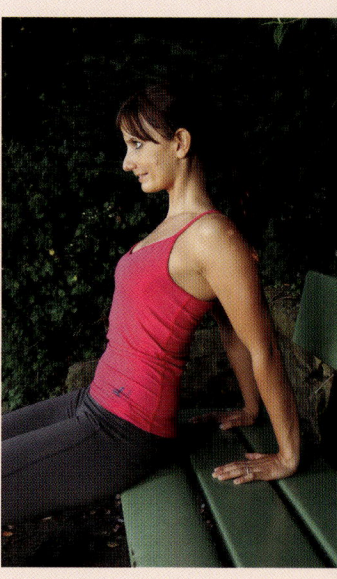

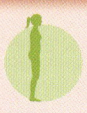

- Stell deinen Kinderwagen so, dass dir dein Baby zuschauen kann. Setz dich auf das vordere Drittel der Bank und stütze dich mit den Händen hinten auf.
- **Halte deinen Rücken gerade** und verlagere dein Gewicht ein wenig nach hinten, ohne dass du dich dabei zu viel auf deinen Händen abstützt.
- Achte darauf, dass du dabei nicht die Banklehne berührst.
- **Spanne Bauch und Beckenboden an!**

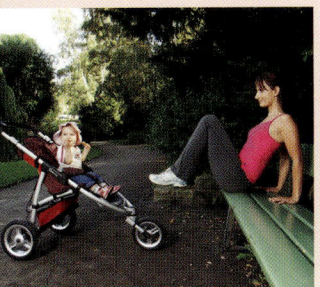 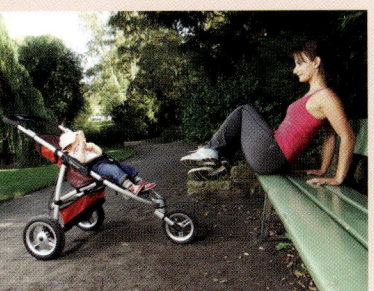 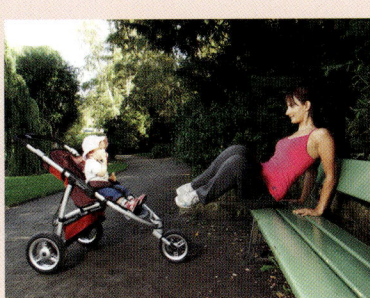

- Ziehe deine angewinkelten Beine Richtung Bauch und drücke deine Knie fest zusammen.
- Führe deine Knie langsam zur rechten Seite und schiebe die Füße ein wenig nach links oben.
- Dein Oberkörper bewegt sich nicht, halte ihn ruhig in der Mitte.
- Komm langsam zurück in die Mitte und wechsele die Seite.
- Stütze dich nicht zu sehr hinten auf! Deine Bauchmuskeln müssen dich hinten halten. Nur dann ist die Übung effektiv!

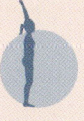

- Atme aus, wenn du deine Knie zur Seite führst.
- Atme ein, wenn die Knie wieder in die Mitte kommen.

- 20 Mal

VARIATION
Am Anfang ist es einfacher, die Knie nah am Bauch zu halten. Wenn du die Übung schon mehrmals gemacht hast, kannst du sie steigern, indem du die Knie immer weiter von dir entfernst.

Belly Power - Straffe Bauchmuskeln

Mit dieser Übung stärkst du deine schrägen Bauchmuskeln. Sie hilft beim Wiederschließen der Rectusdiastase und sorgt für Wirbelsäulenbeweglichkeit.

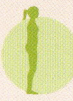

■ Nimm die gleiche Ausgangsposition wie beim „Bank Twist" ein.

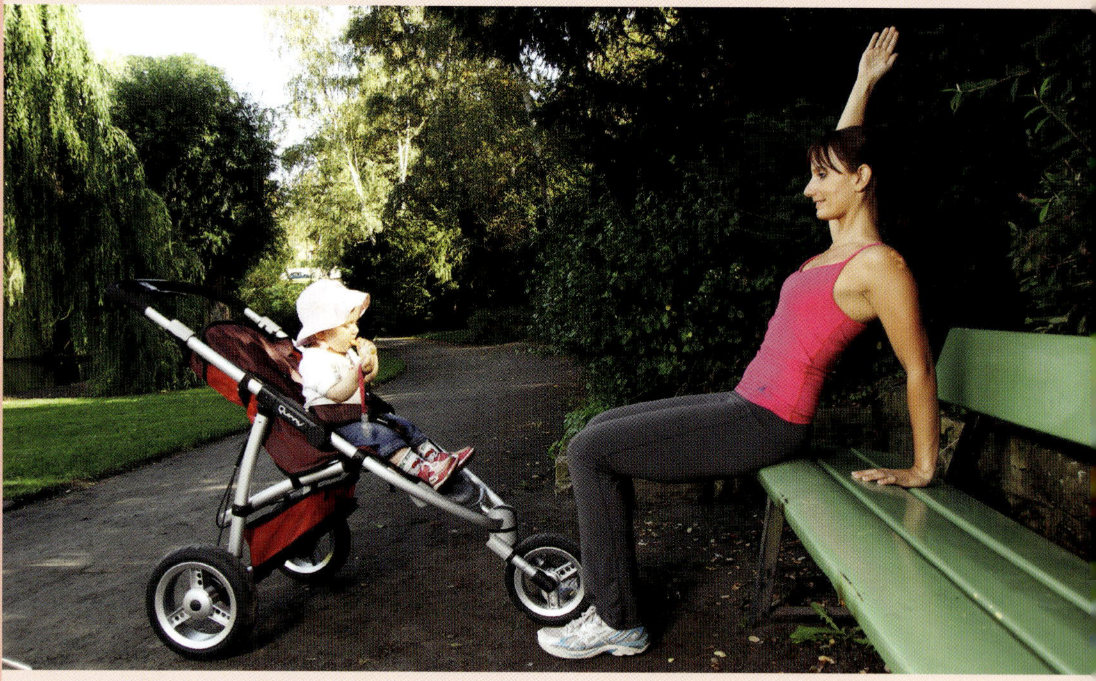

■ Strecke deinen rechten Arm nach oben. Halte deinen Rücken gerade. Dein Oberkörper ist immer noch nach hinten geneigt.

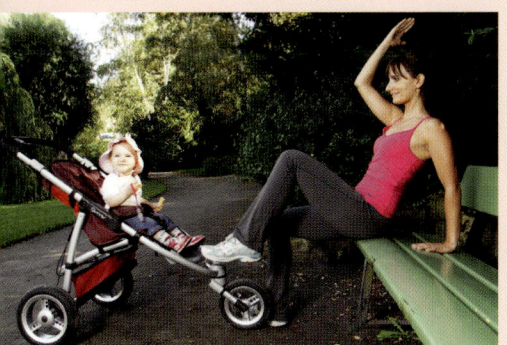 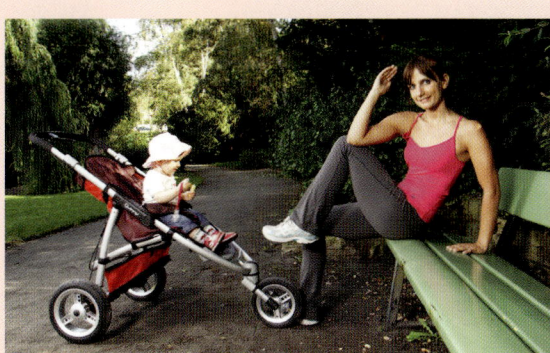

- Hebe dein linkes Bein angewinkelt ab. Führe deinen rechten Ellenbogen und das linke Knie auf Höhe deines Bauchnabels zusammen und presse sie für eine Sekunde gegeneinander. Dein Rücken ist dabei rund.
- Ziehe deine Rippen gedanklich in Richtung Becken und deinen Bauchnabel noch ein wenig mehr nach innen.
- Löse die Spannung und richte dich wieder auf.

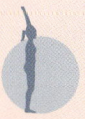

- Atme ein, wenn du dich aufrichtest und den Arm streckst.
- Atme aus, wenn du Ellenbogen und Knie zusammenführst.

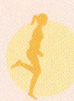

- Jede Seite 15 Mal

VARIATION

Die Übung wird intensiver, je weiter du deinen Oberkörper nach hinten neigst.

Für Fortgeschrittene: Stütze dich NICHT mit der hinteren Hand ab.

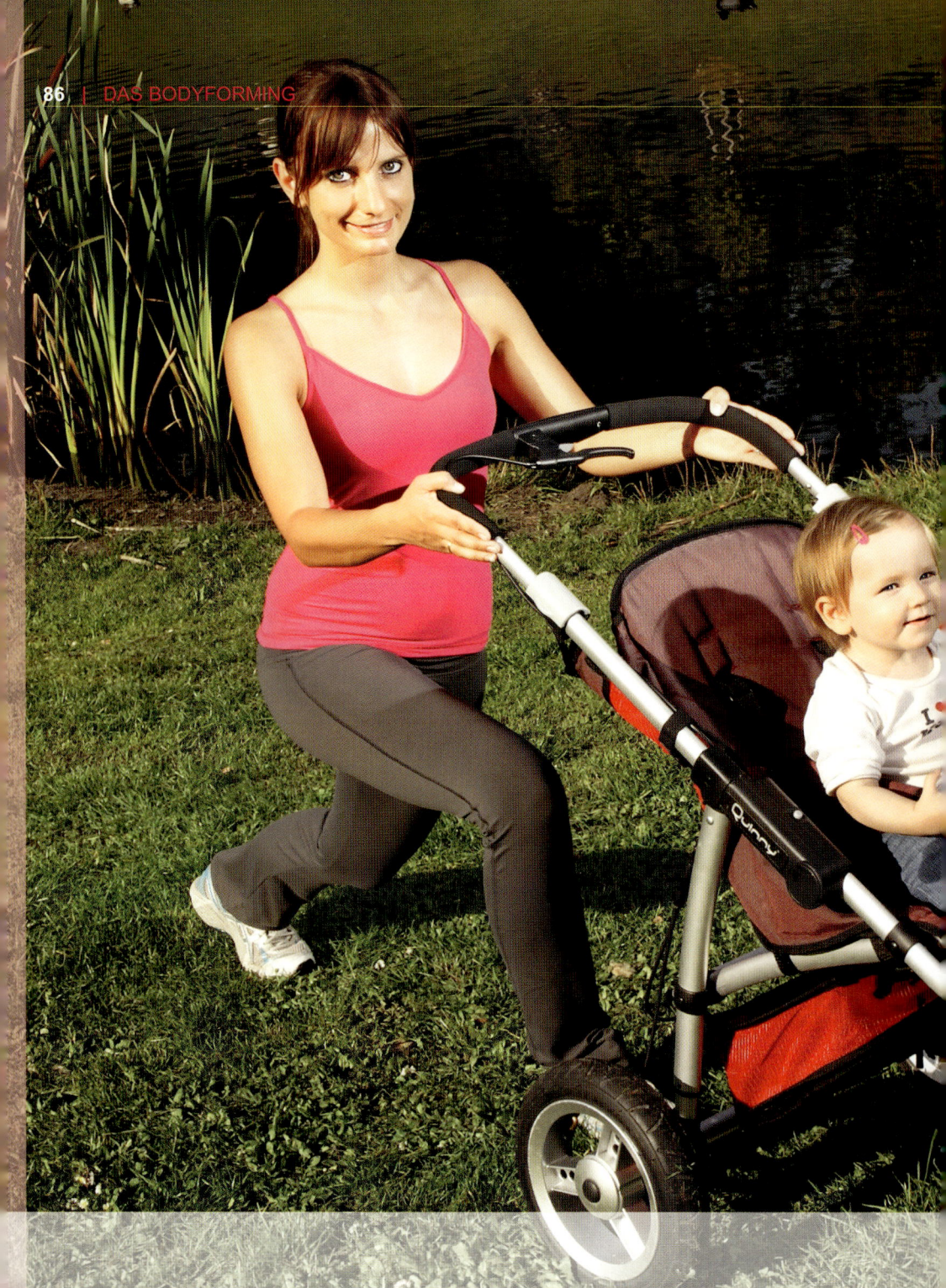

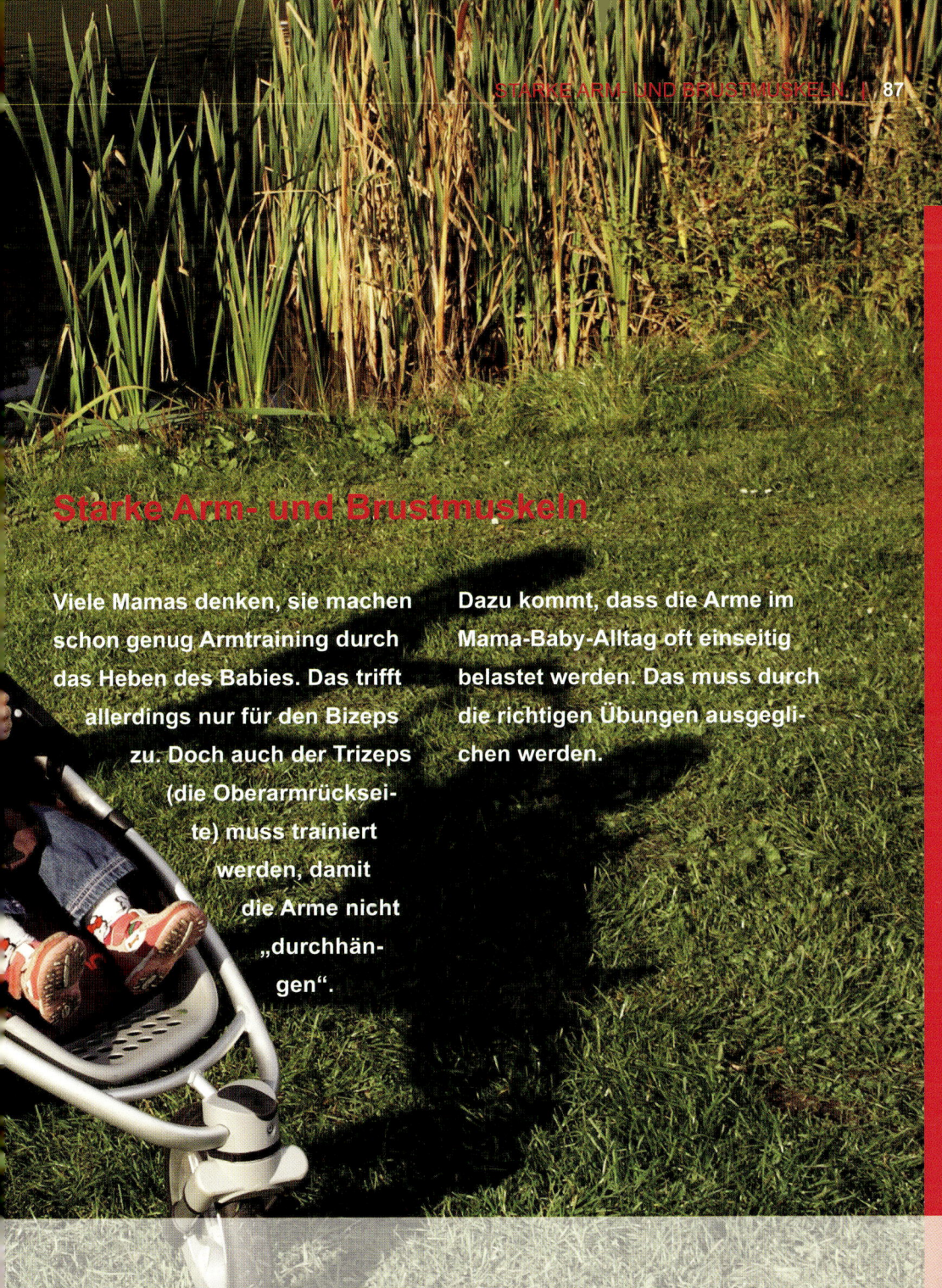

Starke Arm- und Brustmuskeln

Viele Mamas denken, sie machen schon genug Armtraining durch das Heben des Babies. Das trifft allerdings nur für den Bizeps zu. Doch auch der Trizeps (die Oberarmrückseite) muss trainiert werden, damit die Arme nicht „durchhängen".

Dazu kommt, dass die Arme im Mama-Baby-Alltag oft einseitig belastet werden. Das muss durch die richtigen Übungen ausgeglichen werden.

Dip it low - Das strafft die Arme

Mit den „Dips" stabilisierst du deine Schultern und kräftigst den Trizeps (die Oberarmrückseite). Schwabbelarme haben somit keine Chance. Das Resultat sind starke Schultern und wohlgeformte Arme.

- Stell den Buggy vor dich, damit dir dein Baby zuschauen kann.

- Stütze dich mit beiden Händen schulterbreit auf die Bank.

- Deine Beine sind angewinkelt und die Fersen stehen unter den Knien.

- Halte deine Arme gestreckt und ziehe deine Schultern nach hinten unten.

- Schiebe deinen Brustkorb nach vorne. Stell dir vor, du hast eine Medaille auf der Brust, die du mit Stolz präsentieren möchtest.

- Schiebe jetzt deinen Po so weit nach vorne, dass er den Rand der Bank nur noch leicht berührt.

- Du solltest nicht mehr auf der Bank sitzen, sondern von deinen Armen vor der Bank gestützt werden.

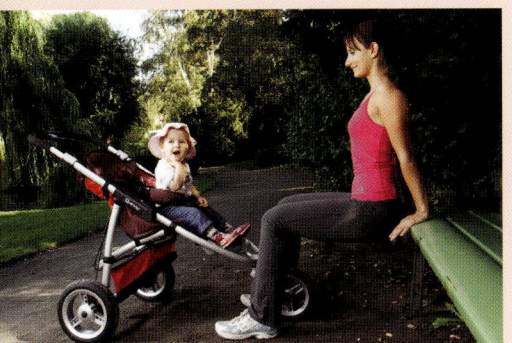 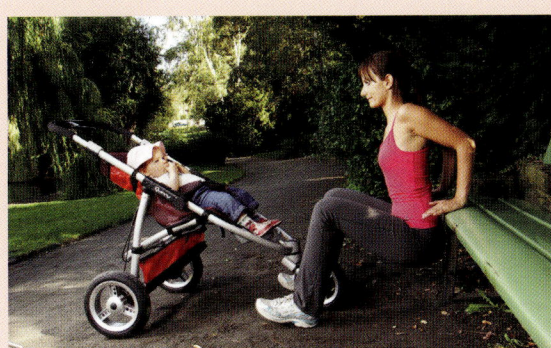

- Beuge deine Arme. Deine Ellenbogen schauen dabei nach hinten. Dein Po wandert Richtung Boden.
- Strecke die Arme. Dabei wandert dein Po wieder nach oben.
- Wichtig ist, dass sich dein Po ganz nah an der Bank befindet, sodass Po und Rücken die Bank leicht berühren.
- Versuche dich während der Bewegung so wenig wie möglich aus den Beinen hoch zu drücken. Deine Arme sollen die Arbeit machen!

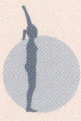

- Atme ein, wenn du deine Arme beugst.
- Atme aus, wenn du sie streckst.

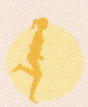

- 20 Mal

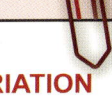

VARIATION
Wenn du die Übung schon gut kannst und sie steigern willst, strecke deine Beine.

Push it - Der ganz natürliche „Push up"

Diese Übung heißt „Push up", da sie die Muskeln, die die Brust halten, optimal trainiert. Bauch- und Brustmuskulatur werden vernetzt und dadurch wird das Dekolleté angehoben. Zusätzlich werden die Armmuskeln gestärkt.

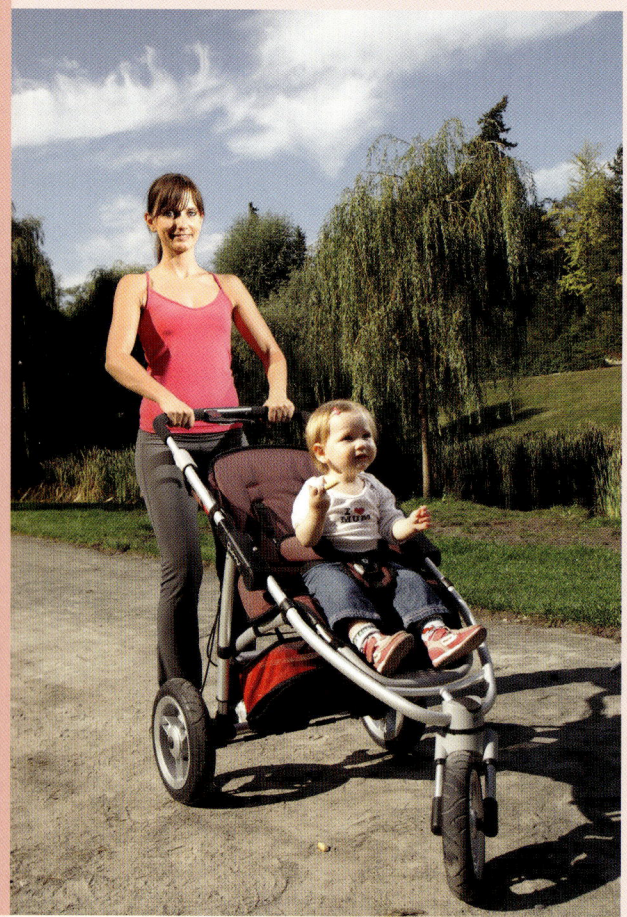

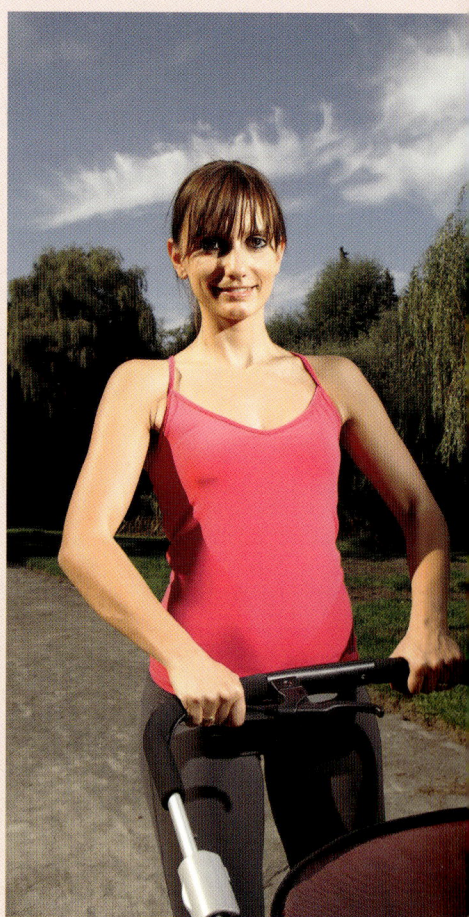

- Deine Hände umgreifen die Lenkstange.
- Stell deine Füße hüftbreit auseinander.
- Ziehe deine Schulterblätter weg von den Ohren nach unten.
- Richte dich auf.
- Hebe stolz deinen Brustkorb.

- Ziehe deine Hände zueinander, ohne dass dabei eine Bewegung stattfindet. **Stell dir vor, dass du die Lenkstange zusammenschieben willst!**
- Halte deinen Oberkörper dabei aufrecht.
- Das ist eine reine Spannungsübung. Während du die Hände zueinander ziehst, spürst du eine Anspannung in der Brust.

- Atme aus, wenn du anspannst.
- Atme ein, wenn du entspannst.

- 10 x 10 Sekunden halten

TIPP
Diese Übung kannst du auch in deine Ausdauerphase oder in den Alltag integrieren, zum Beispiel wenn du mit dem Kinderwagen an einer roten Fußgängerampel wartest.

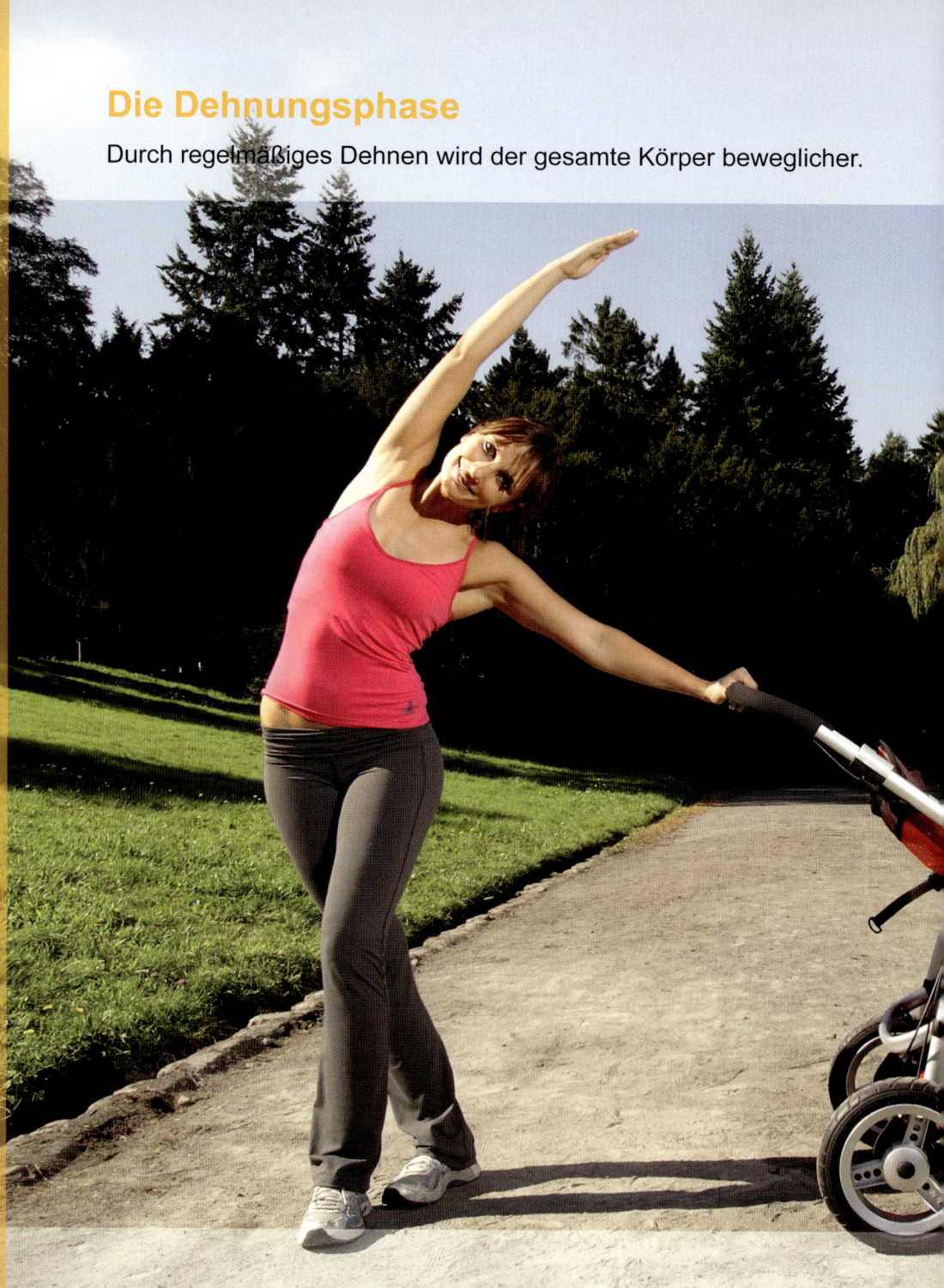

Die Dehnungsphase

Durch regelmäßiges Dehnen wird der gesamte Körper beweglicher.

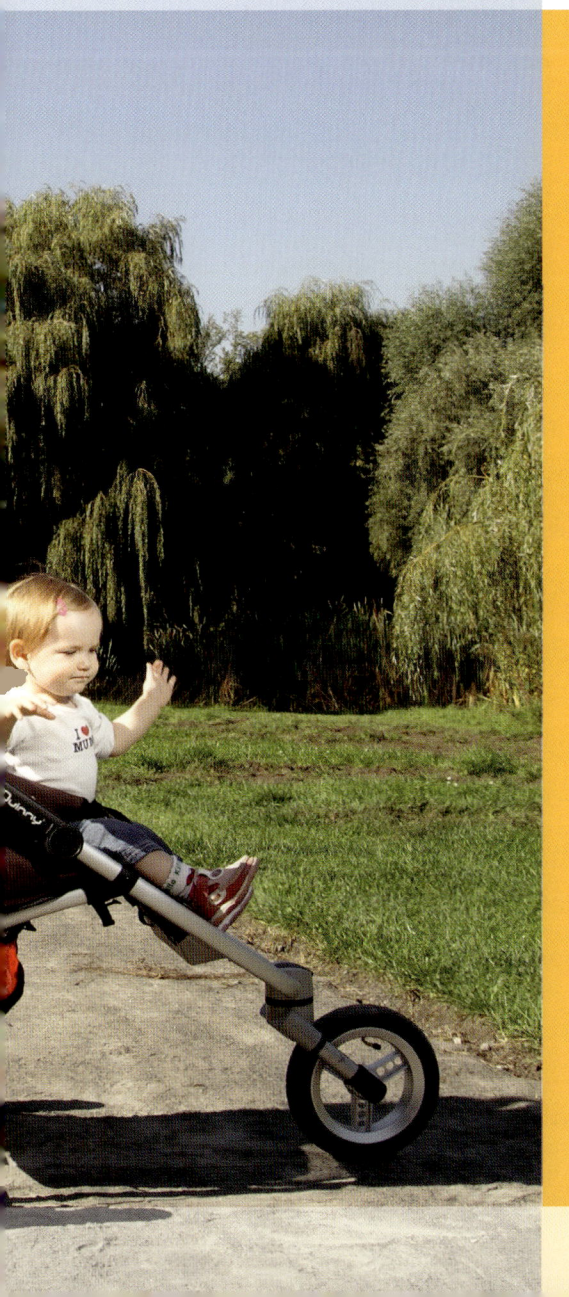

DEHNEN

Um sich nach dem Training optimal zu regenerieren, muss die Muskulatur durch das Dehnen wieder entspannt werden. Verspannungen verschwinden. Übertreiben solltest du es jedoch nicht! Ein leichtes Ziehen ist normal. Die Schmerzgrenze sollte hingegen nicht erreicht werden.

Just in case - Für einen entspannten Rücken

DIE Notfallübung für akute Verspannungen. Mit dem „Nadelöhr" dehnst du deine Brustmuskulatur, die oberen Rückenmuskeln und die Wirbelsäule. Das Resultat: ein beweglicher, schmerzfreier Rücken.

- Stell dich bei einem Buggy zu deinem Baby ans Fußende. Bei einem Kinderwagen stellst du dich vorne an die Lenkstange.

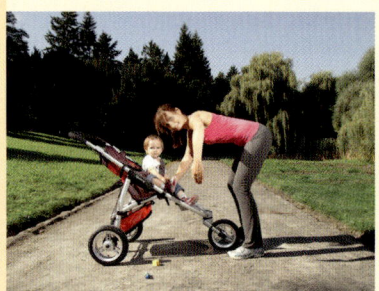 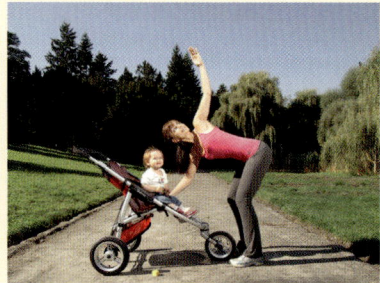 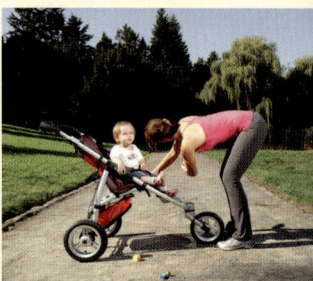

- Deine Füße stehen hüftbreit auseinander.
- Buggy-Variante: Gehe leicht in die Hocke und bewege deinen Oberkörper mit geradem Rücken so weit nach vorne, bis er parallel zum Boden steht. Deine Hände sollten jetzt unter deinen Schultern stehen.
- Kinderwagen-Variante: Schiebe den Wagen nach vorne bis deine Arme gestreckt sind. Dein Oberkörper bildet mit deinen Armen eine Linie (gleiche Ausgansposition wie beim „Roll up").

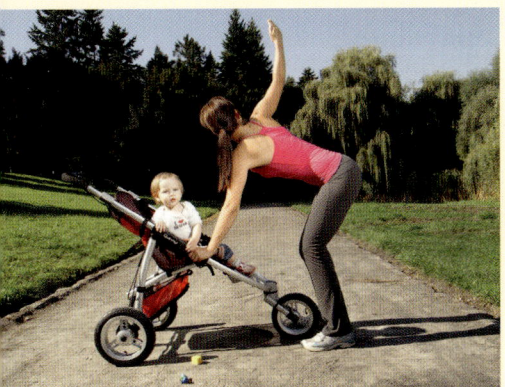 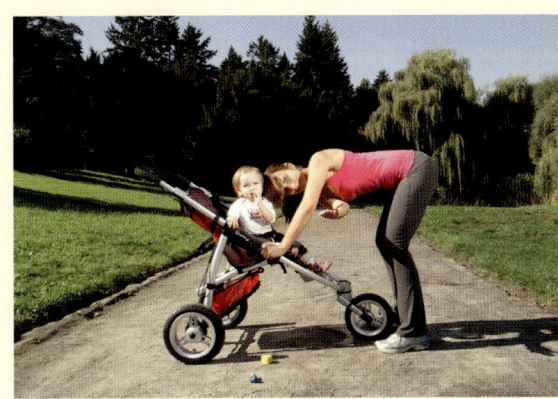

- Strecke deinen Arm über die Seite nach außen hoch und schaue deiner Hand hinterher. Drehe deinen Oberkörper dazu auf: Stell dir vor, dass auf deinem Brustbein ein Auge sitzt, das deiner Hand hinterher schauen will.
- Dann führst du den Arm über die Seite zurück und unter deinem Oberkörper durch.
- Schau deiner Hand auch bei dieser Bewegung hinterher und ziehe am Ende der Bewegung den Arm noch mal lang, um die Dehnung zu verstärken.

- Atme ein, wenn du deinen Arm nach außen hochstreckst.
- Atme aus, wenn du ihn unter dem Oberkörper durchführst.

- 5 x jede Seite

Side by side - Das ultimative Stretching

Diese Dehnungsübung aktiviert die Tiefenatmung und soll dich entspannen. Außerdem wird deine Wirbelsäule biegsamer.

- Stelle dich seitlich zum Kinderwagen. Halte dich mit einer Hand daran fest.
- Überkreuze deine Beine: Führe dazu das äußere Bein hinter das Bein neben dem Kinderwagen.
- Strecke den äußeren Arm nach oben und richte dich auf.

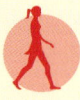

- Schiebe den Kinderwagen von dir weg und neige dich in Richtung Wagen. Gleichzeitig ziehst du den äußeren Arm gestreckt über deinen Kopf.
- Jetzt bleibst du vier Atemzüge lang in dieser Position. Atme dabei in die Seite, die gerade gedehnt wird.
- Mit jeder Ausatmung versuchst du deinen Arm noch etwas mehr zu verlängern und die Dehnung damit zu verstärken.
- Löse die Dehnung und wechsele die Seite.

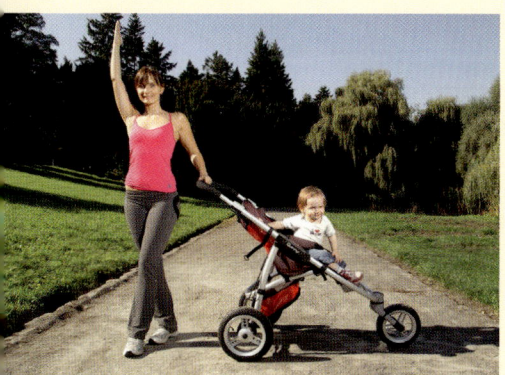 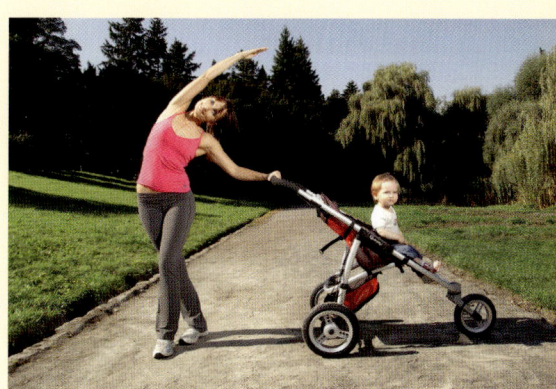

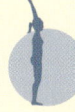

■ Atme ein, wenn du deinen Arm nach oben streckst und

dich aufrichtest.

■ Atme aus, wenn du deinen Oberkörper zur Seite neigst.

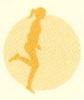

■ Vier Atemzüge in der Dehnung verharren.

TIPP
Das ist eine sehr gute Übung, um am
Morgen schnell wach zu werden. Super
geeignet nach einer durchwachten Nacht.

Step by step - Zu schlanken Oberschenkeln

Mit dem seitlichen Ausfallschritt dehnst du die Innenseiten deiner Oberschenkel (Adduktoren) und mobilisierst dein Hüftgelenk.

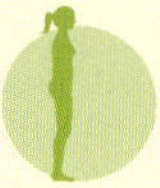

- Halte dich mit der linken Hand am Buggy oder Kinderwagen fest.

- Mache mit dem äußeren Bein einen großen Ausfallschritt zur Seite.

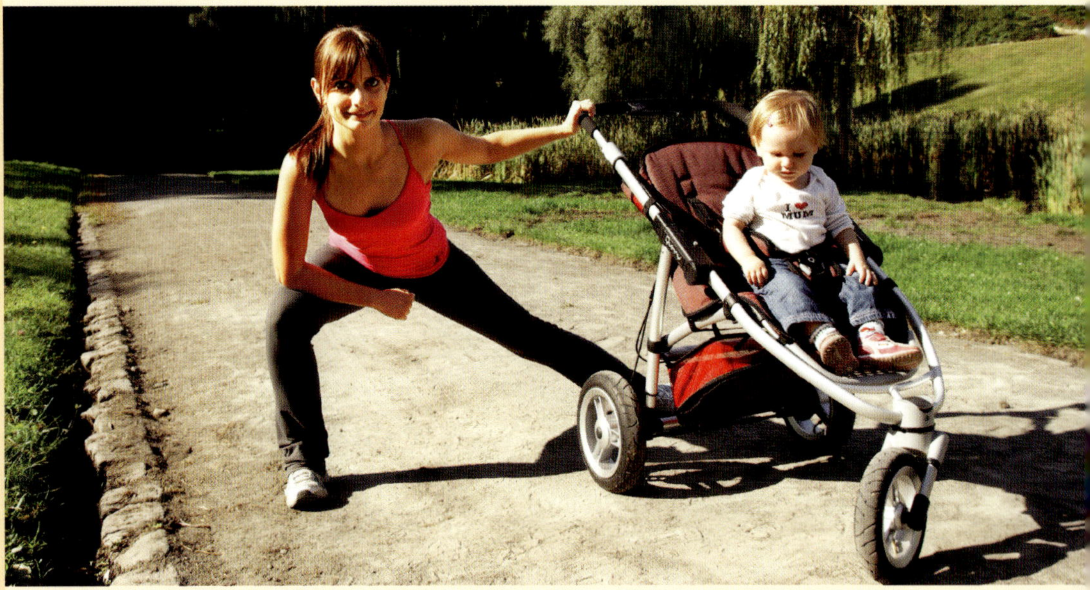

![Foto einer Frau, die neben einem Kinderwagen einen seitlichen Ausfallschritt macht]

- Neige deinen Oberkörper mit geradem Rücken nach vorne.

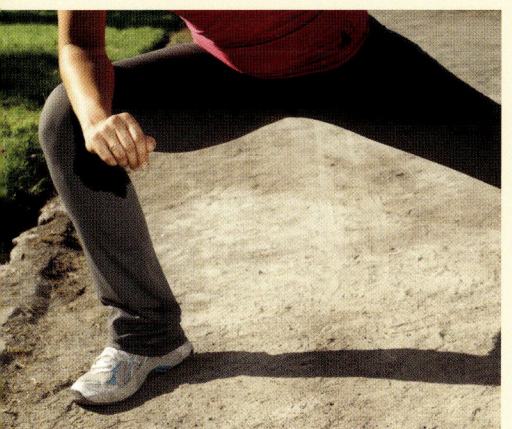 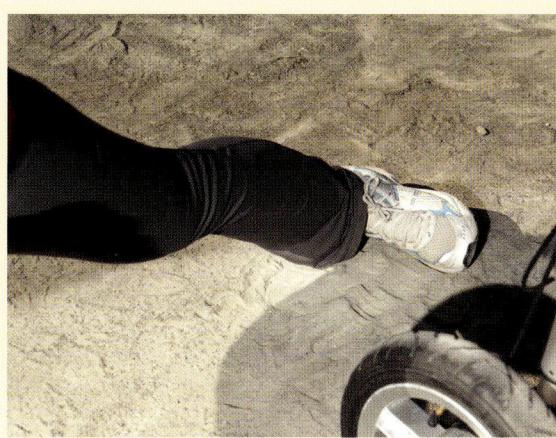

- Das äußere Bein ist 90 Grad gebeugt. Das innere Bein ist gestreckt, nur die Fußinnenseite berührt den Boden.
- Deine gesamte Belastung ist auf dem gebeugten Bein.
- Versuche dein Becken und die Innenseite des gestreckten Beines Richtung Boden zu schieben. Das verstärkt die Dehnung.
- Wechsele dann die Seiten.

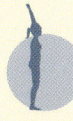

- Atme bewusst ein und aus während der gesamten Dehnung.

- Verharre vier Atemzüge lang in der Dehnung.

Fit mit Baby - Ernährungstipps

Nach der Geburt solltest du dich wie in der Schwangerschaft ausgewogen und gesund ernähren, damit du schnell wieder fit wirst.

Für Still-Mamis gilt: Keinen Alkohol, Kaffee in Maßen und auf keinen Fall eine Diät. Denn dein Körper braucht jetzt zwischen 400 und 650 zusätzliche Kalorien für das Stillen.

Und wenn du die von Hebammen und der Weltgesundheitsorganisation (WHO) empfohlenen sechs Monate voll stillst, dann purzeln auch die Pfunde viel leichter. Denn dein Körper verbraucht mehr Energie und durch die Stillhormone schreitet die Rückbildung schneller voran. Wenn du abstillst, achte darauf, diesen Mehrbedarf wieder herunter zu fahren.

Anders als in der Schwangerschaft kannst du dir jetzt wieder Steak, Rohmilchkäse oder auch mal ein Mettbrötchen gönnen, denn es besteht keine Gefahr mehr, eine Listeriose oder Toxoplasmose zu bekommen. Die Erreger können über die Muttermilch nicht übertragen werden.

Oberstes Gebot: Viel trinken!

Normalerweise sollten Erwachsene 1,5 – 2 Liter Wasser am Tag trinken. Still-Mamis haben einen erhöhten Bedarf wegen der Milchproduktion. Du solltest also 2 – 3 Liter am Tag trinken, wenn du stillst.

Bei Nierenproblemen frage sicherheitshalber deinen Arzt oder deine Hebamme, da es ab 3 Litern Flüssigkeit pro Tag zu einer Überbeanspruchung der Niere kommen kann.

Oft werde ich von Mamis gefragt: „Beeinträchtigt Sport die Milchproduktion?" Es ist nicht der Sport, der die Milchproduktion beeinträchtigt. Aber: Wir schwitzen beim Workout und wenn wir dann zu wenig Flüssigkeit aufnehmen, kann das die Milchproduktion beeinträchtigen. Deshalb gilt das oberste Gebot: viel trinken! Wenn du Sport machst, nimm dir immer eine Trinkflasche mit und trinke sie während des Trainings leer.

Meine Empfehlung ist stilles Mineralwasser oder Saftschorle im Verhältnis 1:1 für nicht stillende Mütter.

Still-Mamis nehmen eine Mischung von ¼ Saft und ¾ Wasser. Denn Säfte, vor allem die von Zitrusfrüchten, können bei deinem Baby zu einem wunden Po führen.

Vermeide zuckerhaltige Getränke wie Limonade und Co. und sei vorsichtig bei Salbei- und Pfefferminztee – Der hemmt nämlich die Milchproduktion.

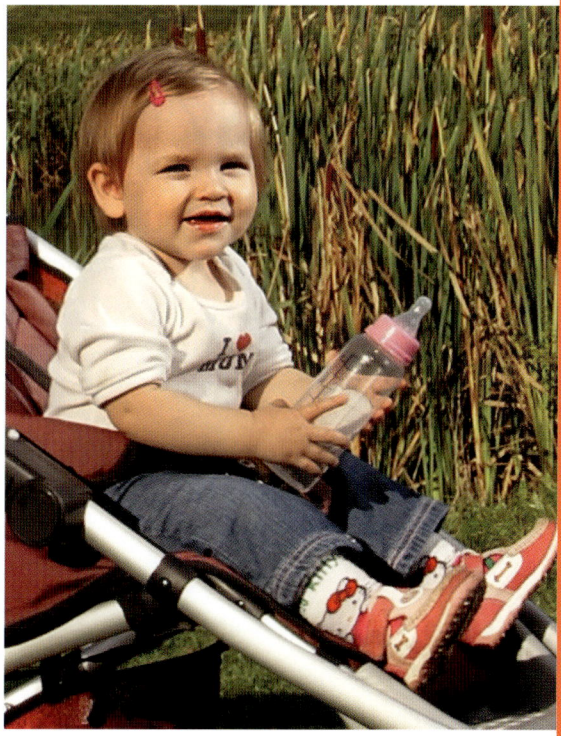

Was heißt gesunde Ernährung?

Ganz einfach: reich an Ballaststoffen und Vitaminen.

Wenn du stillst, hast du einen höheren Bedarf an Vitaminen und Mineralstoffen (Magnesium, Zink, Eisen, Jod und Calcium). Bei richtiger Ernährung deckst du diesen Mehrbedarf ganz von alleine ab.

Obst, Salat und Gemüse, was nicht bläht, sollte täglich auf deinem Speiseplan stehen. Vorsicht bei Knoblauch, Zwiebeln und Kohl. Die können auch bei deinem Baby Blähungen hervorrufen.

Du kannst allerdings alles ausprobieren. Die Richtlinie hierfür heißt: Was dir bekommt, bekommt auch deinem Baby.

Versorge deinen Körper mit „guten" Kohlenhydraten, sprich Vollkornpro-dukten (Brot, Reis und Nudeln aus Vollkorn), Kartoffeln, Hülsenfrüchten und Müsli.

Dazu kommen Milchprodukte (Buttermilch, Joghurt, Käse und Quark) sowie fettarmes rotes Fleisch und viel frischer Fisch.

Verzichte auf Frittiertes, jedoch nicht komplett auf Fett. Kalt gepresste Öle wie zum Beispiel Olivenöl sind gesund. Denn unser Körper braucht Fette, um Vitamine zu lösen und aufnehmen zu können. Auch für die Funktion von Hormonen und Enzymen sind sie unerlässlich.

In den ersten Wochen nach der Geburt wirst du selten dazu kommen, ein kompliziertes Mahl zu kochen. Deshalb achte immer darauf, viele kleine Mahlzeiten zu dir zu nehmen.

Dies ist nötig, damit dein Körper permanent versorgt ist und die Milchproduktion nicht beeinträchtig wird. Außerdem vermeidest du so auch die fiesen Heißhungerattacken, die dich zum Schokoladen-Geheimfach oder Fast Food treiben.

Viele kleine Mahlzeiten sind gesund für dich, weil du mehr Kraft für den neuen und ungewohnten Alltag mit deinem Baby hast.

Auch dein Kleines profitiert davon, weil du es mit genug Nährstoffen versorgst und so sein Wohlergehen sicherst. Und denke auch immer daran, dass du hier den Grundstein für die zukünftige Ernährung deines Kindes legst.

Gönne Dir kleine Belohnungen!

Natürlich solltest du auf Schokolade und Chips so weit wie möglich verzichten. Doch allein schon der Gedanke auf den Verzicht bringt uns meist dazu, noch größeren Appetit auf die kleinen Sünden zu bekommen.

Deshalb mein Tipp: In der ersten Stunde nach dem Workout verbrennt der Körper erhöht Kalorien.

Wenn du also Lust auf etwas Süßes hast, dann gönne dir ein Stückchen Schokolade als Belohnung **direkt** nach deinem Training.

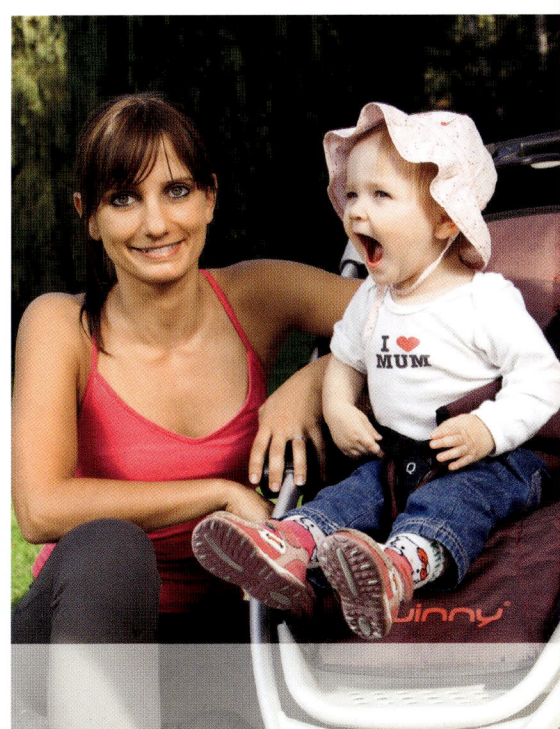

Die Fit-mit-Baby-Experten

Ein perfektes Team für ein optimales Training

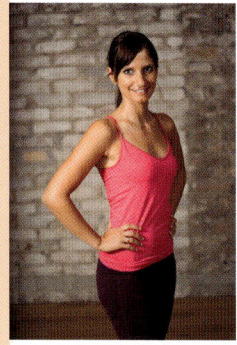

■ **Jana Wetterau-Kliebisch**

ist DIE Fit-mit-Baby-Expertin. Seit über 10 Jahren ist die Münchnerin Physiotherapeutin, Fitness- und Personal Trainerin und hat sich in dieser Zeit auf die Bedürfnisse von Müttern spezialisiert. Ihre buggyFit-Kurse, bei denen Mamis im Park mit Baby im Kinderwagen trainieren, gibt es mittlerweile in ganz Deutschland. Ihre DVD-Reihe zum Thema Rückbildung ist ein Bestseller. Jetzt hat Jana ihr „Workout mit dem Kinderwagen" als Buch herausgebracht, um noch mehr Müttern zu ermöglichen, schnell wieder fit und schlank nach der Geburt zu werden.

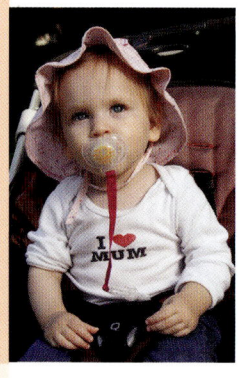

■ **Helena Marie**

Unser süßes Baby-Model. Die kleine Experten-Maus hat alle Übungen auf ihre Alltagstauglichkeit geprüft.

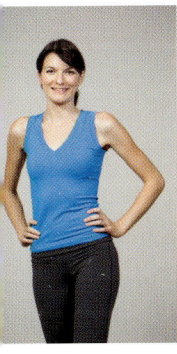

■ Katharina Werner

ist Hebamme aus Leidenschaft und stand bei der Entwicklung des Buches mit Rat und Tat zu Seite. Sie gab wichtige Informationen zu den Themen Beckenboden, Rückbildung und Ernährung. Katharina Werner betreut und begleitet werdende Mütter ab dem ersten Tag der Schwangerschaft bis zur Geburt und auch danach. Die Baden-Württembergerin bietet zudem Rückbildungskurse, Stillberatung, Babymassage und Homöopathie an.

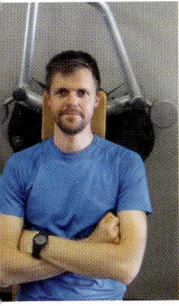

■ Michael Glauch

Alle von Jana Wetterau-Kliebisch entwickelten Übungen wurden von dem Diplom-Sportwissenschaftler Michael Glauch geprüft. Er sagt: „Das Programm in diesem Buch ist ein einzigartiges, innovatives Ganzkörpertraining für junge Mütter. Die speziell dafür entwickelten Übungen dienen dazu, schnell wieder fit zu werden. Das Workout mit dem Kinderwagen macht Spaß und ist immer und allerorts durchführbar."

Stichwortverzeichnis

Der 5W Verlag empfiehlt:

Jetzt schon daran denken: Fitness für frisch gebackene Mütter

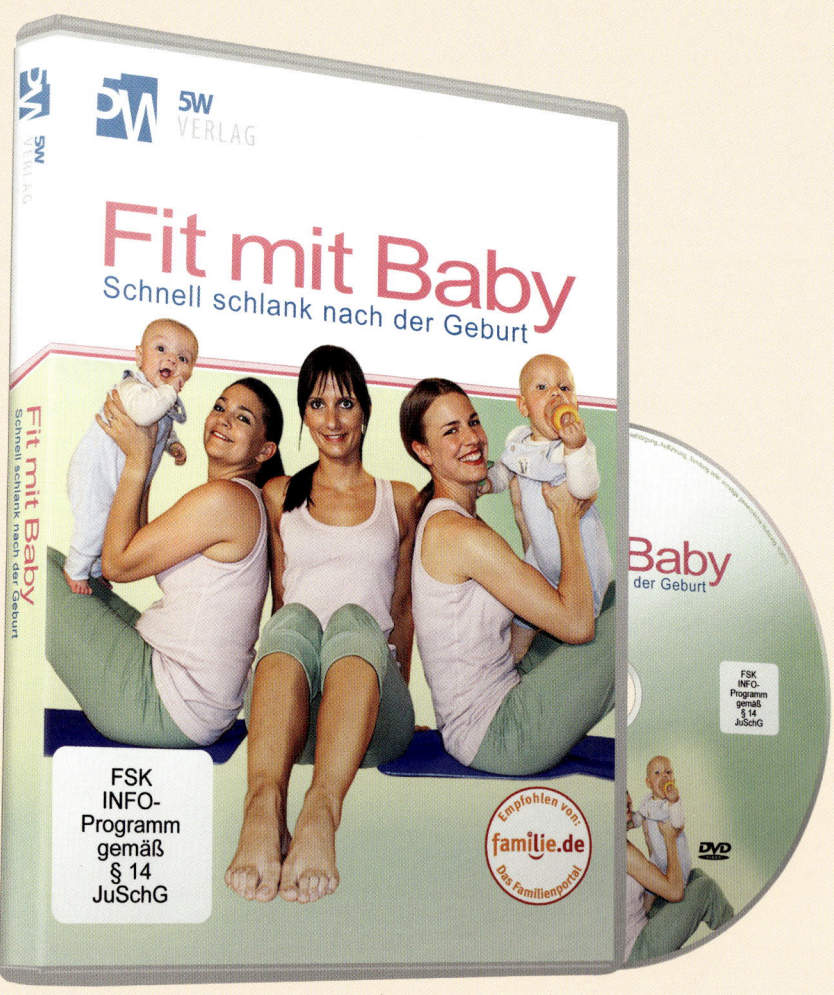

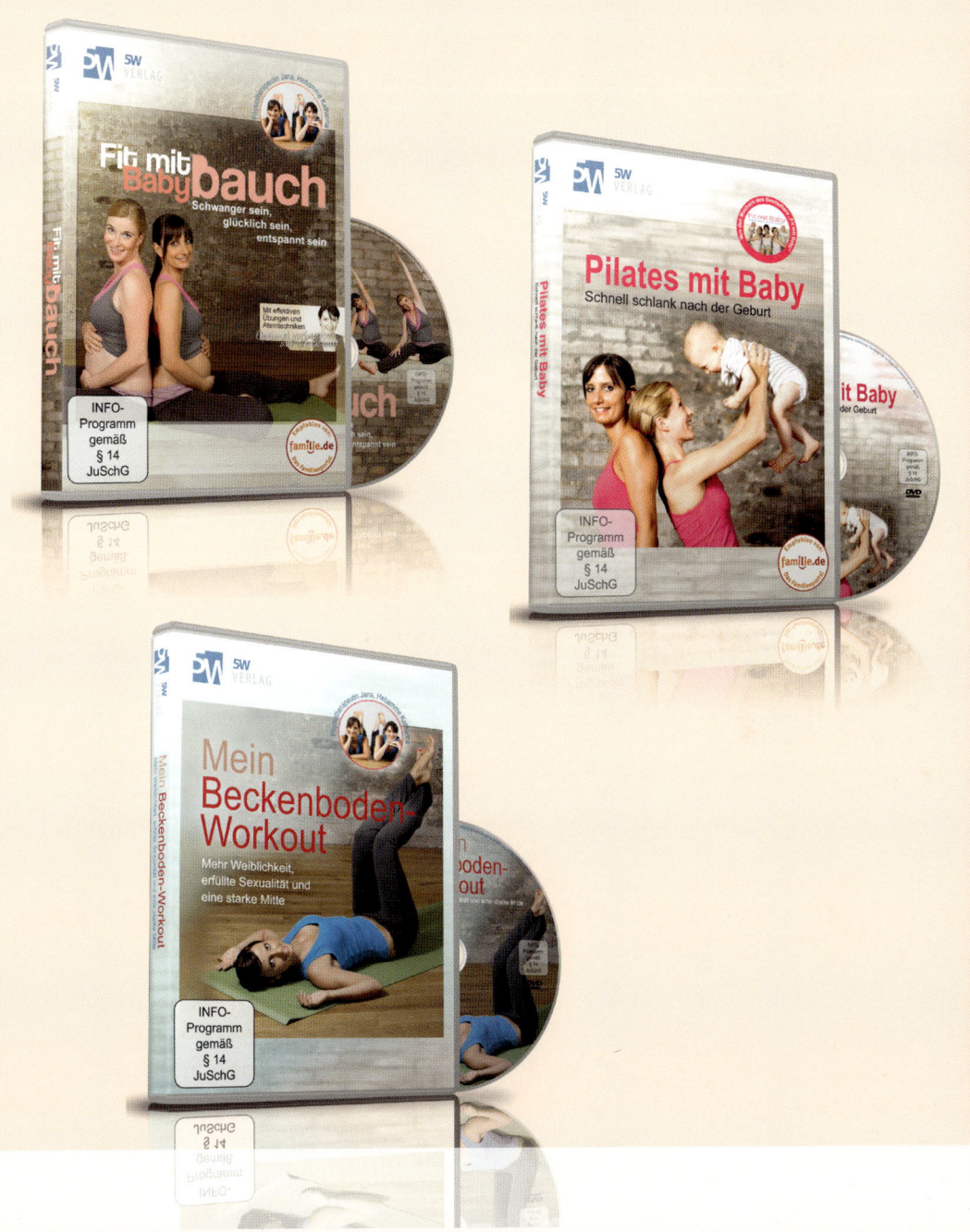

Impressum

© 2011 5W Verlag Rost GbR
Helmholtzstraße 2 - 9
10587 Berlin
www.5w-verlag.de
info@5w-verlag.de

Texte: Jana Wetterau-Kliebisch und Bianca-Marie Rost
Fotos: Patrick Hinzmann, Martin Rost
Umschlaggestaltung und Layout: Annkatrin Jensen
Illustrationen: Igor Zagorskiy

Redaktionsleitung: Bianca-Marie Rost
Produktionsleitung: Martin Rost

Printed in Germany

Satz: 5W Verlag Rost GbR
Druck: AZ Druck und Datentechnik GmbH, Berlin

Gedruckt auf chlorfrei gebleichtem Papier

ISBN 978-3-942177-04-7

Die Ratschläge und Empfehlungen dieses Buches wurden von Autor und Verlag nach bestem Wissen und Gewissen und größter Sorgfalt erarbeitet und geprüft. Wenn Sie sich jedoch unsicher sind, sprechen Sie mit Ihrem Arzt oder Ihrer Hebamme! Es liegt in Ihrer Verantwortung zu entscheiden, ob und wie weit Sie den Ratschlägen in diesem Buch folgen. Weder der Verlag noch die Autoren übernehmen eine Garantie. Eine Haftung des Autors, des Verlags oder seiner Beauftragten für Personen-, Sach- und Vermögensschäden ist ausgeschlossen.

Das Werk, einschließlich aller seiner Teile, ist urheberrechtlich geschützt. Jede Verwertung außerhalb der engen Grenzen des Urheberrechtsgesetzes ist ohne Zustimmung des Verlags unzulässig und strafbar. Das gilt insbesondere für Vervielfältigungen, Übersetzungen, Mikroverfilmungen und die Einspeicherung und Verarbeitung in elektronischen Systemen.

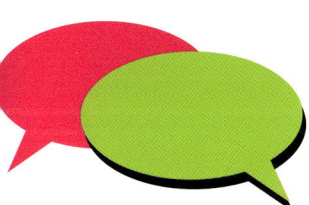

netmoms
DAS PORTAL FÜR MÜTTER

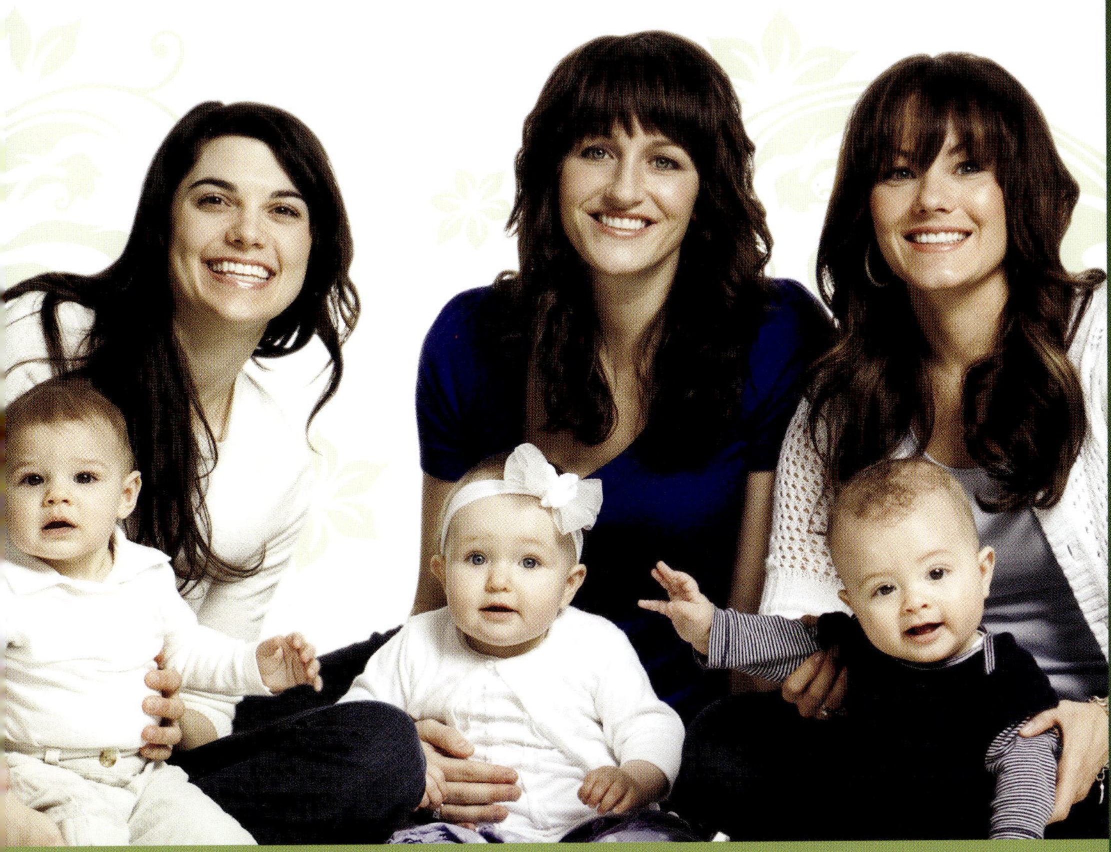

www.netmoms.de

MAGAZIN • COMMUNITY • SHOPPING

Der Fitnesskurs für Dich und Dein Baby!

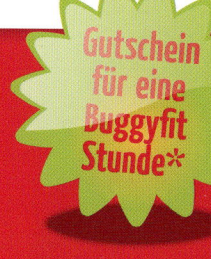

Gutschein für eine Buggyfit Stunde*

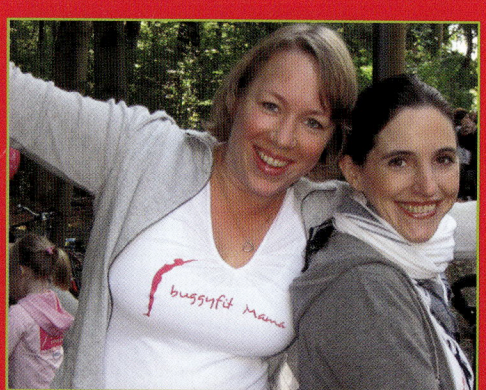

ausschneiden & mitmachen!

* Gilt für eine Probe-stunde und kann pro Person nur 1x eingelöst werden

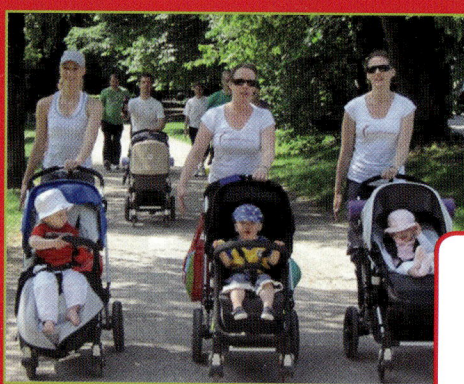

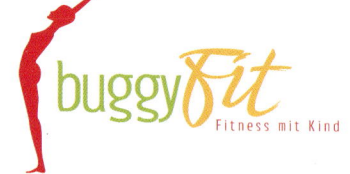

buggyfit
Fitness mit Kind

Das ultimative Workout nach der Schwangerschaft lässt die Pfunde purzeln! www.buggyfit.de